MIKROWELLEN-REZEPTE 2022

ERSCHWINGLICHE REZEPTE EINFACH ZU MACHEN

JOELLE LOWE

2

Inhaltsverzeichnis

Paella

Serviert 6

1 kg Hähnchenbrust ohne Knochen

30 ml/2 EL Olivenöl

2 Zwiebeln, gehackt

2 Knoblauchzehen, zerdrückt

1 grüne (Paprika), entkernt und gehackt

225 g/8 oz/1 Tasse Risottoreis

1 Päckchen Safranpulver oder 5 ml/1 TL Kurkuma

175 g/6 oz/1½ Tassen gefrorene Erbsen

4 Tomaten, blanchiert und enthäutet

225 g gekochte Muscheln

75 g gekochter Schinken, gewürfelt

125 g/4 oz/1 Tasse geschälte Garnelen (Garnelen)

600 ml/1 pt/2½ Tassen kochendes Wasser

7,5–10 ml/1½–2 TL Salz

Extra gekochte Muscheln, gekochte Garnelen und Zitronenspalten zum Garnieren

Ordnen Sie das Hähnchen am Rand einer Auflaufform mit 25 cm Durchmesser (Dutch Oven) an und lassen Sie in der Mitte ein Loch. Mit Frischhaltefolie (Plastikfolie) abdecken und zweimal aufschlitzen, damit der Dampf entweichen kann. 15 Minuten auf Vollgas garen. Flüssigkeit abgießen und aufbewahren. Das Huhn würfeln. Waschen und trocknen Sie das Geschirr. Gießen Sie das Öl in die Schüssel und erhitzen Sie es 1 Minute lang auf Vollgas. Rühren Sie die Zwiebeln, den Knoblauch und den grünen Pfeffer ein. Ohne Deckel 4 Minuten auf Vollgas garen. Alle restlichen Zutaten mit dem Hähnchen und dem reservierten Likör hinzufügen und gut umrühren. Decken Sie es wie zuvor ab und garen Sie es 20 Minuten lang auf voller Stufe, wobei Sie das Gericht dreimal wenden. 10 Minuten im Ofen stehen lassen, dann weitere 5 Minuten garen. Aufdecken und mit Muscheln, Garnelen und Zitronenspalten garnieren.

Paella mit Pimientos

Serviert 6

Wie Paella zubereiten, aber die Muscheln und andere Meeresfrüchte weglassen, falls gewünscht, und mit Zitronenscheiben, 200 g abgetropften Pimientos aus der Dose, in Streifen geschnitten, und zusätzlichen Erbsen garnieren.

Huhn Amandine

Serviert 4

Ein typisch nordamerikanisches Short-Cut-Rezept.

4 Poussins (Hühner), jeweils etwa 450 g/1 lb

300 ml/10 fl oz/1 Dose kondensierte Champignoncremesuppe

150 ml/¼ Pt/2/3 Tasse halbtrockener Sherry

1 Knoblauchzehe, zerdrückt

90 ml/6 EL geröstete Mandelblättchen

175 g brauner Reis, gekocht

Brokkoli

Legen Sie die Küken mit der Brustseite nach unten und in einer Schicht in eine große, tiefe Schüssel, die in die Mikrowelle passt. Mit Frischhaltefolie (Plastikfolie) abdecken und zweimal aufschlitzen, damit der Dampf entweichen kann. 25 Minuten auf voller Stufe garen, dabei die Schüssel viermal wenden. Drehen Sie die Hähnchen um, sodass sie jetzt mit der Brust nach oben zeigen. Die Suppe vorsichtig mit dem Sherry und dem Bratensaft des Hähnchens verquirlen. Knoblauch untermischen. Wieder über die Hähnchen gießen. Decken Sie es wie zuvor ab und garen Sie es 15 Minuten lang auf voller Stufe, wobei Sie das Gericht dreimal wenden. 5 Minuten stehen lassen. Die Hähnchen auf vorgewärmte Teller geben und mit der Soße bestreichen. Mit Mandeln bestreuen und mit Reis und Brokkoli servieren.

Chicken Amandine mit Tomate und Basilikum

Serviert 4

Wie Chicken Amandine zubereiten, aber Champignons durch kondensierte Tomatencremesuppe und Sherry durch Marsala ersetzen. Gegen Ende der Garzeit 6 zerzupfte Basilikumblätter hinzugeben.

Hähnchen-Divan

Serviert 4

Eine weitere einfache nordamerikanische Spezialität, traditionell mit Brokkoli zubereitet.

1 großer Brokkolikopf, gekocht

25 g/1 oz/2 EL Butter oder Margarine

45 ml/3 EL einfaches (Allzweck-)Mehl

150 ml/¼ Pt/2/3 Tasse warme Hühnerbrühe

150 ml/¼ pt/2/3 Tasse einfache (leichte) Sahne

50 g/2 oz/½ Tasse Roter Leicester-Käse, gerieben

30 ml/2 EL trockener Weißwein

5 ml/1 TL milder Senf

225 g/8 oz/2 Tassen gekochtes Hühnchen, gewürfelt

Salz

Gemahlene Muskatnuss

45 ml/3 EL geriebener Parmesan

Paprika

Den Brokkoli in Röschen teilen und auf dem Boden einer leicht mit Butter bestrichenen tiefen Schüssel mit 25 cm Durchmesser anrichten. In einer separaten Schüssel die Butter oder Margarine 45–60 Sekunden lang auf Vollgas erhitzen, bis sie brutzelt. Das Mehl einrühren und nach und nach die warme Brühe und Sahne unterrühren. 4–5 Minuten auf Vollgas kochen, bis es sprudelt und eingedickt ist, dabei jede Minute umrühren. Red Leicester, Wein, Senf und Hähnchen einrühren. Mit Salz und Muskat abschmecken. Die Soße über den Brokkoli geben. Mit Parmesan und Paprika bestreuen. Mit Frischhaltefolie (Plastikfolie) abdecken und zweimal aufschlitzen, damit der Dampf entweichen kann. Auftauen für 8–10 Minuten aufwärmen, bis sie heiß ist.

Hühnchen in Sahnesauce mit Sellerie

Serviert 4

Wie Chicken Divan zubereiten, aber den Brokkoli durch 400 g/14 oz/1 große Dose Sellerieherzen, abgetropft, ersetzen. (Die Flüssigkeit aus der Dose kann für andere Rezepte reserviert werden.)

Hähnchen in Sahnesauce mit Chips

Serviert 4

Zubereiten wie Chicken Divan, aber Käse-Paprika-Topping weglassen. Stattdessen mit 1 Tüte Kartoffelchips (Chips), grob zerkleinert, bestreuen.

Hähnchen a la König

Serviert 4

Ein weiterer Import aus den USA und eine innovative Möglichkeit, Hähnchenreste zu verwerten.

40 g/1½ oz/3 EL Butter oder Margarine

40 g/1½ oz/1½ EL einfaches (Allzweck-)Mehl

300 ml/½ Pt/1¼ Tassen warme Hühnerbrühe

60 ml/4 EL doppelte (schwere) Sahne

1 rote Piment aus der Dose, in schmale Streifen geschnitten

200 g/7 oz/knapp 1 Tasse geschnittene Champignons aus der Dose, abgetropft

Salz und frisch gemahlener schwarzer Pfeffer

350 g/12 oz/2 Tassen gekochtes Hähnchen, gewürfelt

15 ml/1 EL halbtrockener Sherry

Frisch zubereiteter Toast zum Servieren

Butter oder Margarine in eine 1,5-Liter-Auflaufform (Dutch Oven) geben. Ohne Deckel 1 Minute lang auftauen. Mehl einrühren, dann Brühe und Sahne nach und nach unterrühren. Ohne Deckel 5–6 Minuten auf Vollgas kochen, bis es sprudelt und eingedickt ist, dabei jede Minute umrühren. Alle restlichen Zutaten einrühren und gut vermischen. Mit einem Teller abdecken und 3 Minuten auf Vollgas erhitzen. Lassen Sie es 3 Minuten stehen, bevor Sie es auf Toast servieren.

Türkei à la King

Serviert 4

Bereiten Sie es wie Hühnchen à la King (oben) vor, aber ersetzen Sie das Hähnchen durch gekochten Truthahn.

Hähnchen à la King mit Käse

Serviert 4

Wie Hähnchen à la King (oben) zubereiten, aber nach 3-minütigem Aufwärmen mit 125 g/4 oz/1 Tasse geriebenem Red Leicester-Käse bedecken. Ohne Deckel weitere 1–1½ Minuten auf Vollgas erhitzen, bis der Käse schmilzt.

Hühnchen à la King Shortcakes

Serviert 4

Wie Chicken à la King zubereiten. Vor dem Servieren 4 große Natur- oder Käse-Scones (Kekse) aufbrechen und die Böden auf vier vorgewärmte Teller geben. Mit der Hühnermischung bedecken und mit den Deckeln abdecken. Heiß essen.

Slimmers Hühnerleberschmorbraten

Serviert 4

Ein fett- und stärkearmes Hauptgericht, das statt mit Kartoffeln auch mit Brokkoli oder Blumenkohl gegessen werden kann.

15 ml/1 EL Oliven- oder Sonnenblumenöl

1 rote (Paprika) Paprika, entkernt und in dünne Scheiben geschnitten

1 große Karotte, in dünne Scheiben geschnitten

1 große Zwiebel, in dünne Scheiben geschnitten

2 große Stangensellerie, schräg in dünne Scheiben geschnitten

450 g Hühnerleber, in mundgerechte Stücke geschnitten

10 ml/2 TL Speisestärke (Maisstärke)

4 große Tomaten, blanchiert, gehäutet und grob gehackt

Salz und frisch gemahlener schwarzer Pfeffer

Geben Sie das Öl in eine 1,75-Liter-Auflaufform (Dutch Oven). Vorbereitetes Gemüse einrühren und ohne Deckel 5 Minuten bei Full garen, dabei zweimal umrühren. Mischen Sie die Leber mit dem

Gemüse und kochen Sie sie ohne Deckel 3 Minuten lang auf Vollgas, wobei Sie einmal umrühren. Speisestärke, Tomaten und Gewürze nach Geschmack einrühren. Mit Frischhaltefolie (Plastikfolie) abdecken und zweimal aufschlitzen, damit der Dampf entweichen kann. 6 Minuten auf voller Stufe garen, dabei einmal wenden.

Slimmers Putenleberschmorbraten

Serviert 4

Wie für Slimmers' Hühnerleberschmoren zubereiten, aber die Hühnerleber durch Putenleber ersetzen.

CHICKEN Tetrazzini

Serviert 4

175 g/6 oz/1½ Tasse kurz geschnittene Makkaroni

300 ml/10 fl oz/1 Dose kondensierte Hühnercremesuppe oder Pilzsuppe

150 ml/¼ pt/2/3 Tasse Milch

225 g Champignons, in Scheiben geschnitten

350 g/12 oz/2 Tassen kalt gekochtes Hähnchen, gewürfelt

15 ml/1 EL Zitronensaft

50 g/2 oz/¾ Tasse Mandelblättchen

1,5 ml/¼ TL gemahlene Muskatnuss

75 g/3 oz/¾ Tasse Cheddar-Käse, fein gerieben

Die Makkaroni wie auf der Packung angegeben kochen. Abfluss. Die Suppe in eine gebutterte 1,75-Liter-Schüssel geben. Milch einrühren. Ohne Deckel 5–6 Minuten auf Vollgas erhitzen, bis es heiß ist und leicht sprudelt. Die Makkaroni und alle restlichen Zutaten außer dem Käse unterrühren. Mit Frischhaltefolie (Plastikfolie) abdecken und zweimal aufschlitzen, damit der Dampf entweichen kann. 12 Minuten auf voller Stufe garen, dabei die Schüssel dreimal wenden. Aufdecken und mit dem Käse bestreuen. Herkömmlich unter einem heißen Grill (Broiler) bräunen.

Auflauf mit Hühnchen und gemischtem Gemüse

Serviert 4

4 große gekochte Kartoffeln, in dünne Scheiben geschnitten

3 gekochte Karotten, in dünne Scheiben geschnitten

125 g/4 oz/1 Tasse gekochte Erbsen

125 g/4 oz/1 Tasse gekochter Zuckermais

4 Portionen Hühnchen, je 225 g/8 oz, ohne Haut

300 ml/10 fl oz/1 Dose kondensierte Selleriecremesuppe oder andere Aromen nach Geschmack

45 ml/3 EL halbtrockener Sherry

30 ml/2 EL einfache (helle) Sahne

1,5 ml/¼ TL geriebene Muskatnuss

75 g/3 oz/1¼ Tassen Cornflakes, grob zerkleinert

Bedecken Sie den Boden einer mit Butter bestrichenen tiefen Schüssel mit einem Durchmesser von 25 cm/10 Zoll mit den Kartoffel- und

Karottenscheiben. Mit Erbsen und Mais bestreuen und mit dem Hähnchen belegen. Mit Frischhaltefolie (Plastikfolie) abdecken und zweimal aufschlitzen, damit der Dampf entweichen kann. 8 Minuten auf Vollgas garen, dabei die Schüssel viermal wenden. Die Suppe mit allen restlichen Zutaten außer den Cornflakes verquirlen. Löffel über das Huhn. Decken Sie es wie zuvor ab und garen Sie es 11 Minuten lang auf voller Stufe, wobei Sie das Gericht zweimal wenden. 5 Minuten stehen lassen. Vor dem Servieren aufdecken und mit den Cornflakes bestreuen.

Honighuhn auf Reis

Serviert 4

25 g/1 oz/2 EL Butter oder Margarine

1 große Zwiebel, gehackt

6 durchwachsene Speckscheiben (Scheiben), gehackt

75 g/3 oz/1/3 Tasse leicht zu kochender Langkornreis

300 ml/½ Pt/1¼ Tassen heiße Hühnerbrühe

Frisch gemahlener schwarzer Pfeffer

4 entbeinte Hähnchenbrust, je 175 g/6 oz

Fein abgeriebene Schale und Saft von 1 Orange

30 ml/2 EL dunkler klarer Honig

5 ml/1 TL Paprika

5 ml/1 TL Worcestersauce

Butter oder Margarine in eine tiefe Schüssel mit 20 cm Durchmesser geben. Ohne Deckel 1 Minute lang auf Vollgas erhitzen. Rühren Sie die Zwiebel, den Speck, den Reis, die Brühe und den Pfeffer nach Geschmack ein. Das Hähnchen in einem Ring darauf anrichten. Orangenschale und -saft, Honig, Paprika und Worcestersauce verquirlen. Die Hälfte über das Huhn geben. Mit Frischhaltefolie (Plastikfolie) abdecken und zweimal aufschlitzen, damit der Dampf entweichen kann. 9 Minuten auf Vollgas garen, dabei die Schüssel dreimal wenden. Aufdecken. Das Huhn mit der restlichen Honigmischung begießen. Ohne Deckel 5 Minuten auf Vollgas garen. Vor dem Servieren 3 Minuten stehen lassen.

Hähnchen in Weißer-Rum-Sauce mit Limette

Serviert 4

25 g/1 oz/2 EL Butter oder Margarine

10 ml/2 TL Mais- oder Sonnenblumenöl

1 Lauch, sehr dünn geschnitten

1 Knoblauchzehe, zerdrückt

75 g/3 oz/¾ Tasse magerer Schinken, gehackt

675 g Hähnchenbrust ohne Knochen, in mundgerechte Stücke geschnitten

3 Tomaten, blanchiert, gehäutet und grob gehackt

30 ml/2 EL weißer Rum

5 cm/2 in Streifen Limettenschale

Saft von 1 Süßorange

Salz

150 ml/¼ Pt/2/3 Tasse Naturjoghurt

Brunnenkresse (optional)

Butter oder Margarine und Öl in eine Auflaufform mit 23 cm Durchmesser (Dutch Oven) geben. Ohne Deckel 1 Minute lang auf Vollgas erhitzen. Lauch, Knoblauch und Schinken unterrühren. Kochen Sie ohne Deckel 4 Minuten lang auf Vollgas und rühren Sie zweimal um. Hähnchen untermischen. Mit einem Teller abdecken und 7 Minuten lang auf Vollgas garen, dabei die Schüssel zweimal wenden. Fügen Sie alle restlichen Zutaten außer dem Joghurt und der Brunnenkresse, falls verwendet, hinzu. Mit Frischhaltefolie (Plastikfolie) abdecken und zweimal aufschlitzen, damit der Dampf entweichen kann. 8 Minuten auf Vollgas garen, dabei die Schüssel viermal wenden. Aufdecken. Den Joghurt mit etwas Flüssigkeit aus der Schüssel glatt und cremig rühren, dann über das Hähnchen gießen. Ohne Deckel 1½ Minuten auf Vollgas erhitzen. Entsorgen Sie die Limettenschale. Nach Belieben mit Brunnenkresse garniert servieren.

Hühnchen in Brandy-Sauce mit Orange

Serviert 4

Zubereiten wie Hähnchen in Weißer-Rum-Sauce mit Limette, aber den Rum durch Brandy und die Limette durch Orangenschale ersetzen. Anstelle des Orangensaftes 60 ml/4 EL Ginger Ale verwenden.

Keulen in Barbecue-Sauce mit Baby-Pasta

Serviert 4

900 g Hähnchenschenkel

2 Zwiebeln, gehackt

2 Selleriestangen, gehackt

30 ml/2 EL Vollkornsenf

2,5 ml/½ TL Paprika

5 ml/1 TL Worcestersauce

400 g/14 oz/1 große Dose gehackte Tomaten in Tomatensaft

125 g/4 oz/1 Tasse kleine Nudeln

7,5 ml/1½ TL Salz

Die Keulen wie die Speichen eines Rades mit den knochigen Enden zur Mitte in eine tiefe Schale mit 25 cm Durchmesser legen. Mit Frischhaltefolie (Plastikfolie) abdecken und zweimal aufschlitzen, damit der Dampf entweichen kann. 8 Minuten auf Vollgas garen, dabei die Schüssel dreimal wenden. In der Zwischenzeit das Gemüse in eine Schüssel geben und die restlichen Zutaten unterrühren. Nehmen Sie die Hähnchenschale aus der Mikrowelle, decken Sie sie auf und gießen Sie den Bratensaft des Hähnchens in die Gemüsemischung. Gut mischen. Über die Keulen löffeln. Decken Sie es wie zuvor ab und garen Sie es 15 Minuten lang auf voller Stufe, wobei Sie das Gericht dreimal wenden. Vor dem Servieren 5 Minuten stehen lassen.

Hühnchen in mexikanischer Mole-Sauce

Serviert 4

4 entbeinte Hähnchenbrust, je 175 g/6 oz, ohne Haut

30 ml/2 EL Maisöl

1 große Zwiebel, fein gehackt

1 grüne (Paprika), entkernt und gehackt

1 Knoblauchzehe, zerdrückt

30 ml/2 EL einfaches (Allzweck-)Mehl

3 ganze Nelken

1 Lorbeerblatt

2,5 ml/½ TL gemahlener Zimt

5 ml/1 TL Salz

150 ml/¼ pt/2/3 Tasse Tomatensaft

50 g/2 oz/½ Tasse Zartbitter-Schokolade, in Stücke gebrochen

175 g Langkornreis, gekocht

15 ml/1 EL Knoblauchbutter

Ordnen Sie das Hähnchen am Rand einer tiefen Schüssel mit 20 cm Durchmesser an. Mit Frischhaltefolie (Plastikfolie) abdecken und zweimal aufschlitzen, damit der Dampf entweichen kann. 6 Minuten auf Vollgas garen. Während der Zubereitung der Sauce stehen lassen. In einer separaten Schüssel das Öl unbedeckt 1 Minute lang auf Vollgas erhitzen. Rühren Sie die Zwiebel, den grünen Pfeffer und den Knoblauch ein. Kochen Sie ohne Deckel 3 Minuten lang auf Vollgas und rühren Sie zweimal um. Das Mehl einrühren, dann die Nelken, das Lorbeerblatt, den Zimt, das Salz und den Tomatensaft. Kochen Sie ohne Deckel 4 Minuten lang auf Vollgas und rühren Sie jede Minute um. Aus der Mikrowelle nehmen. Die Schokolade hinzugeben und gründlich unterrühren. Ohne Deckel 30 Sekunden lang auf Vollgas garen. Decken Sie das Huhn ab und bestreichen Sie es mit der scharfen Soße. Decken Sie es wie zuvor ab und garen Sie es 8 Minuten lang auf Vollgas. 5 Minuten stehen lassen. Mit dem Reis servieren, der mit der Knoblauchbutter gegabelt ist.

Chicken Wings in Barbecue-Sauce mit Baby-Nudeln

Serviert 4

Zubereiten wie bei Drumsticks in Barbecue Sauce with Baby Pasta, aber Chicken Wings für die Drumsticks ersetzen.

Hühnchen-Jambalaya

Für 3–4 Portionen

Hotfoot aus Louisiana ist ein umwerfendes Gericht aus Reis und Hühnchen, ein Verwandter der Paella.

2 entbeinte Hähnchenbrust

50 g Butter oder Margarine

2 große Zwiebeln, gehackt

1 rote (Paprika) Paprika, entkernt und gehackt

4 Selleriestangen, gehackt

2 Knoblauchzehen, zerdrückt

225 g/8 oz/1 Tasse leicht zu kochender Langkornreis

400 g/14 oz/1 große Dose gehackte Tomaten in Tomatensaft

10–15 ml/2–3 TL Salz

Ordnen Sie das Hähnchen am Rand einer tiefen Schüssel mit 25 cm Durchmesser an. Mit Frischhaltefolie (Plastikfolie) abdecken und zweimal aufschlitzen, damit der Dampf entweichen kann. 7 Minuten auf Vollgas garen. 2 Minuten stehen lassen. Übertragen Sie das Huhn auf ein Brett und schneiden Sie es in Würfel. Gießen Sie den Hühnchen-Kochsaft in einen Krug und bewahren Sie ihn auf. Waschen und trocknen Sie die Form, fügen Sie die Butter hinzu und schmelzen Sie sie ohne Deckel 1½ Minuten lang auf Vollgas. Rühren Sie die aufgefangene Flüssigkeit, das Huhn, das vorbereitete Gemüse, den Knoblauch, den Reis und die Tomaten ein. Mit dem Salz abschmecken. Wie zuvor zudecken und 20–25 Minuten auf Vollgas garen, bis die Reiskörner trocken sind und die gesamte Feuchtigkeit aufgenommen haben. 5 Minuten stehen lassen, mit einer Gabel auflockern und sofort servieren.

Türkei Jambalaya

Für 3–4 Portionen

Wie Hühnchen-Jambalaya zubereiten, aber Hühnchen durch Putenbrust ersetzen.

Huhn mit Kastanien

Serviert 4

25 g/1 oz/2 EL Butter oder Margarine

2 große Zwiebeln, geschält und gerieben

430 g/1 große Dose ungesüßtes Kastanienpüree

2,5 ml/½ TL Salz

4 enthäutete und entbeinte Hähnchenbrust, je 175 g/6 oz

3 Tomaten, blanchiert, gehäutet und in Scheiben geschnitten

30 ml/2 EL gehackte Petersilie

Rotkohl und Salzkartoffeln zum Servieren

Butter oder Margarine in eine tiefe Schüssel mit 20 cm Durchmesser geben. Unbedeckt schmelzen, auftauen für 1½ Minuten. Zwiebeln untermischen. Ohne Deckel 4 Minuten auf Vollgas garen. Kastanienpüree und Salz dazugeben und glatt rühren, dabei gut mit den Zwiebeln vermischen. In einer gleichmäßigen Schicht auf dem Boden der Form verteilen und die Hähnchenbrüste am Rand der Form darauf anordnen. Mit Tomatenscheiben belegen und mit Petersilie bestreuen. Mit Frischhaltefolie (Plastikfolie) abdecken und zweimal aufschlitzen, damit der Dampf entweichen kann. 15 Minuten auf voller Stufe garen, dabei die Schüssel dreimal wenden. 4 Minuten stehen lassen. Mit Rotkohl und Kartoffeln servieren.

Hühner-Gumbo

Serviert 6

Als Kreuzung zwischen einer Suppe und einem Eintopf ist das Gumbo Südstaaten-Komfort und einer der besten Exporte von Louisiana. Die Basis bilden Okraschoten (Damenfinger) und eine braune Mehlschwitze, ergänzt durch Gemüse, Gewürze, Brühe und Hähnchen.

50 g Butter

50 g/2 oz/½ Tasse einfaches (Allzweck-)Mehl

900 ml/1½ Pkt./3¾ Tassen heiße Hühnerbrühe

350 g/12 oz Okra (Damenfinger), getoppt und geschwänzt

2 große Zwiebeln, fein gehackt

2 Knoblauchzehen, zerdrückt

2 große Selleriestangen, in dünne Scheiben geschnitten

1 grüne (Paprika), entkernt und gehackt

15–20 ml/3–4 TL Salz

10 ml/2 TL gemahlener Koriander (Koriander)

5 ml/1 TL Kurkuma

5–10 ml/1–2 TL gemahlener Piment

30 ml/2 EL Zitronensaft

2 Lorbeerblätter

5–10 ml/1–2 TL Peperonisauce

450 g/1 lb/4 Tassen gekochtes Hähnchen, gehackt

175 g Langkornreis, gekocht

Die Butter in eine 2,5-Liter-Auflaufform (Dutch Oven) geben. Ohne Deckel 2 Minuten lang auf Vollgas erhitzen. Mehl einrühren. Kochen Sie ohne Deckel 7 Minuten lang auf Vollgas und rühren Sie jede Minute um, bis die Mischung eine hellbraune Mehlschwitze ist, die die Farbe eines gut gebackenen Kekses (Kekses) hat. Die heiße Brühe nach und nach einrühren. Jede Okraschote in acht Stücke schneiden und mit allen restlichen Zutaten außer Hähnchen und Reis in den Auflauf geben. Mit Frischhaltefolie (Plastikfolie) abdecken und zweimal aufschlitzen, damit der Dampf entweichen kann. 15 Minuten auf Vollgas garen. Rühren Sie das Huhn ein. Decken Sie es wie zuvor ab und garen Sie es 15 Minuten lang auf Vollgas. 5 Minuten stehen lassen. Rund umrühren und in Suppentassen füllen. Fügen Sie jeweils einen Haufen Reis hinzu.

Türkei-Gumbo

Serviert 6

Bereiten Sie es wie Chicken Gumbo zu, aber ersetzen Sie das Huhn durch gekochten Truthahn.

Hähnchenbrust mit Braun-Orangen-Boden

Serviert 4

60 ml/4 EL Orangenmarmelade (Konfitüre) oder fein geschnittene Marmelade

15 ml/1 EL Malzessig

15 ml/1 EL Sojasauce

1 Knoblauchzehe, zerdrückt

2,5 ml/½ TL gemahlener Ingwer

7,5 ml/1½ TL Speisestärke (Maisstärke)

4 Hähnchenbrüste ohne Knochen, je 200 g, ohne Haut

Chinesische Nudeln, gekocht

Kombinieren Sie alle Zutaten außer dem Huhn und den Nudeln in einer kleinen Schüssel. Unbedeckt 50 Sekunden lang auf Vollgas erhitzen. Ordnen Sie die Hähnchenbrüste am Rand einer tiefen Schüssel mit 20 cm Durchmesser an. Die Hälfte der Baste darüber löffeln. Mit einem Teller abdecken und 8 Minuten lang auf voller Stufe garen, dabei die Schüssel zweimal wenden. Die Brüste wenden und mit dem restlichen Teig bestreichen. Wie zuvor abdecken und weitere 8 Minuten auf Vollgas garen. 4 Minuten stehen lassen, dann mit chinesischen Nudeln servieren.

Hähnchen in cremiger Pfeffersauce

Serviert 6

25 g/1 oz/2 EL Butter oder Margarine

1 kleine Zwiebel, fein gehackt

4 entbeinte Hähnchenbrust

15 ml/1 EL Speisestärke (Maisstärke)

30 ml/2 EL kaltes Wasser

15 ml/1 EL Tomatenpüree (Paste)

20–30 ml/4–6 TL grüne Madagaskar-Pfefferkörner aus der Flasche oder Dose

150 ml/¼ pt/2/3 Tasse Sauerrahm

5 ml/1 TL Salz

275 g Langkornreis, gekocht

Butter oder Margarine in eine tiefe Schüssel mit 20 cm Durchmesser geben. Unbedeckt 45–60 Sekunden lang auf Vollgas schmelzen. Fügen Sie die Zwiebel hinzu. Ohne Deckel 2 Minuten auf Vollgas garen. Hähnchenbrüste quer zur Faser in 2,5 cm breite Streifen schneiden. Gut mit der Butter und den Zwiebeln vermischen. Mit Frischhaltefolie (Plastikfolie) abdecken und zweimal aufschlitzen, damit der Dampf entweichen kann. 6 Minuten auf voller Stufe garen, dabei die Schüssel dreimal wenden. In der Zwischenzeit die Speisestärke glatt mit dem kalten Wasser verrühren. Alle restlichen Zutaten bis auf den Reis unterrühren. Mit dem Hähnchen und der Zwiebel mischen, die Mischung an die Ränder der Form schieben und in der Mitte eine kleine Mulde lassen. Decken Sie es wie zuvor ab und garen Sie es 8 Minuten lang auf Vollgas, wobei Sie das Gericht viermal wenden. 4 Minuten stehen lassen. Vor dem Servieren mit dem Reis umrühren.

Truthahn in cremiger Pfeffersauce

Serviert 6

Zubereiten wie Hähnchen in Pfefferrahmsauce, aber Hühnchen durch Putenbrust ersetzen.

Waldhuhn

Serviert 4

4 enthäutete Hähnchenviertel, je 225 g/8 oz

30 ml/2 EL Mais- oder Sonnenblumenöl

175 g/6 oz durchwachsene Speckscheiben (Scheiben), gehackt

1 Zwiebel, gehackt

175 g Champignons, in Scheiben geschnitten

300 ml/½ Pt/1¼ Tassen passierte Tomaten (Passata)

15 ml/1 EL brauner Essig

15 ml/1 EL Zitronensaft

30 ml/2 EL heller weicher brauner Zucker

5 ml/1 TL zubereiteter Senf

30 ml/2 EL Worcestersauce

Gehackte Korianderblätter (Koriander) zum Garnieren

Ordnen Sie das Hähnchen am Rand einer Auflaufform mit 25 cm Durchmesser (Dutch Oven) an. Mit Frischhaltefolie (Plastikfolie) abdecken und zweimal aufschlitzen, damit der Dampf entweichen kann. Gießen Sie das Öl in eine separate Schüssel und erhitzen Sie es unbedeckt 1 Minute lang auf Vollgas. Speck, Zwiebel und Champignons dazugeben. Ohne Deckel 5 Minuten auf Vollgas garen. Alle restlichen Zutaten untermischen. Kochen Sie das abgedeckte Hähnchen 9 Minuten lang auf Full, wobei Sie die Schüssel zweimal wenden. Aufdecken und mit der Gemüsemischung bestreichen. Decken Sie es wie zuvor ab und garen Sie es 10 Minuten lang auf voller Stufe, wobei Sie das Gericht dreimal wenden. 5 Minuten stehen lassen. Vor dem Servieren mit Koriander bestreuen.

Huhn mit Äpfeln und Rosinen

Serviert 4

25 g/1 oz/2 EL Butter oder Margarine

900 g Hähnchenschenkel

2 Zwiebeln, gehackt

3 Cox-Äpfel, geschält und gehackt

30 ml/2 EL Rosinen

1 Knoblauchzehe, gehackt

30 ml/2 EL einfaches (Allzweck-)Mehl

250 ml/8 fl oz/1 Tasse Radler

2 Rinderbrühwürfel

2,5 ml/½ TL getrockneter Thymian

Salz und frisch gemahlener schwarzer Pfeffer

30 ml/2 EL gehackte Petersilie

Butter oder Margarine in eine Auflaufform mit 25 cm Durchmesser (Dutch Oven) geben. Unbedeckt auf dem Auftauen 1–1½ Minuten schmelzen. Fügen Sie das Huhn hinzu. Mit Frischhaltefolie (Plastikfolie) abdecken und zweimal aufschlitzen, damit der Dampf entweichen kann. 8 Minuten auf Vollgas garen. Decken Sie das Huhn auf und drehen Sie es um. Wie zuvor zudecken und weitere 7 Minuten auf Vollgas garen. Aufdecken und mit Zwiebeln, Äpfeln, Rosinen und Knoblauch bestreuen. Das Mehl mit einem Teil des Radlers glatt rühren, dann den restlichen Radler untermischen. Die Soßenwürfel hineinbröseln, den Thymian dazugeben und abschmecken. Über das Huhn gießen. Zugedeckt wie zuvor auf Vollgas 8 Minuten garen, bis die Flüssigkeit Blasen wirft und leicht eingedickt ist. 5 Minuten stehen lassen. Aufdecken und mit der Petersilie bestreuen.

Huhn mit Birnen und Rosinen

Serviert 4

Wie Hähnchen mit Äpfeln und Rosinen zubereiten, aber die Äpfel durch Birnen und den Radler durch Apfelwein ersetzen.

Grapefruit-Huhn

Serviert 4

2 Selleriestangen

30 ml/2 EL Butter oder Margarine

1 große Zwiebel, fein gerieben

4 große Hähnchenteile, insgesamt 1 kg, ohne Haut

Einfaches (Allzweck-) Mehl

1 große rosa Grapefruit

150 ml/¼ pt/2/3 Tasse Weiß- oder Roséwein

30 ml/2 EL Tomatenpüree (Paste)

1,5 ml/¼ TL getrockneter Rosmarin

5 ml/1 TL Salz

Sellerie quer zur Faser in schmale Streifen schneiden. Butter oder Margarine in eine tiefe Schüssel mit 25 cm Durchmesser geben. Unbedeckt 30 Sekunden lang auf Vollgas schmelzen. Zwiebel und Sellerie untermischen. Ohne Deckel 6 Minuten auf Vollgas garen. Das Hähnchen leicht mit Mehl bestäuben, dann am Rand der Form anrichten. Mit Frischhaltefolie (Plastikfolie) abdecken und zweimal aufschlitzen, damit der Dampf entweichen kann. 10 Minuten auf voller Stufe garen, dabei die Schüssel dreimal wenden. In der Zwischenzeit die Grapefruit schälen und durch Schneiden zwischen den Membranen in Segmente teilen. Decken Sie das Huhn auf und streuen Sie die Grapefruitstücke darüber. Wein mit Tomatenpüree, Rosmarin und Salz aufschlagen und über das Hähnchen gießen. Wie zuvor abdecken und 10 Minuten auf Vollgas garen. Vor dem Servieren 5 Minuten stehen lassen.

Ungarisches Huhn und gemischtes Gemüse

Serviert 4

25 g/1 oz/2 EL Butter oder Schmalz

2 große Zwiebeln, gehackt

1 kleine grüne (Paprika).

3 kleine Zucchini (Zucchini), in dünne Scheiben geschnitten

450 g Hähnchenbrust ohne Knochen, gewürfelt

15 ml/1 EL Paprika

45 ml/3 EL Tomatenpüree (Paste)

150 ml/¼ pt/2/3 Tasse Sauerrahm

5–7,5 ml/1–1½ TL Salz

Butter oder Schmalz in eine Auflaufform mit 25 cm Durchmesser (Dutch Oven) geben. Unbedeckt auf dem Auftauen 1–1½ Minuten erhitzen. Zwiebeln unterrühren. Ohne Deckel 3 Minuten auf Vollgas garen. Paprika, Zucchini, Hähnchen, Paprika und Tomatenpüree untermischen. Mit Frischhaltefolie (Plastikfolie) abdecken und zweimal aufschlitzen, damit der Dampf entweichen kann. 5 Minuten auf voller Stufe garen, dabei dreimal wenden. Aufdecken. Sauerrahm und Salz nach und nach einarbeiten. Decken Sie es wie zuvor ab und garen Sie es 8 Minuten lang auf Vollgas. 5 Minuten stehen lassen, dann umrühren und servieren.

Hähnchen-Bourguignonne

Serviert 6

Ein Gourmet-Hauptgericht, traditioneller mit Rindfleisch, aber leichter mit Hühnchen.

25 g/1 oz/2 EL Butter oder Margarine

2 Zwiebeln, gehackt

1 Knoblauchzehe, zerdrückt

750 g Hähnchenbrust, gewürfelt

30 ml/2 EL Speisestärke (Maisstärke)

5 ml/1 TL kontinentaler Senf

2,5 ml/½ TL getrocknete gemischte Kräuter

300 ml/½ Pt/1¼ Tassen Burgunderwein

225 g Champignons, in dünne Scheiben geschnitten

5–7,5 ml/1–1½ TL Salz

45 ml/3 EL gehackte Petersilie

Butter oder Margarine in eine Auflaufform mit 25 cm Durchmesser (Dutch Oven) geben. Unbedeckt schmelzen, auftauen für 1½ Minuten. Zwiebeln und Knoblauch untermischen. Mit einem Teller abdecken und 3 Minuten auf Vollgas garen. Das Huhn aufdecken und untermischen. Mit Frischhaltefolie (Plastikfolie) abdecken und zweimal aufschlitzen, damit der Dampf entweichen kann. 8 Minuten auf Vollgas garen. Speisestärke und Senf mit etwas Burgunder glatt rühren, dann den Rest unterrühren. Über das Huhn gießen. Mit den Pilzen und Salz bestreuen. Zugedeckt wie zuvor 8–9 Minuten auf Vollgas garen, dabei die Schüssel viermal wenden, bis die Sauce eingedickt ist und Blasen zu schlagen beginnt. 5 Minuten stehen lassen, dann umrühren und vor dem Servieren mit der Petersilie bestreuen.

Hühnerfrikassee

Serviert 6

Eine Wiederbelebung eines Hähnchen-Hauptgerichts aus den Zwanziger und Dreißigern, das immer mit weißem Reis mit Butter und gegrillten (gebratenen) Speckröllchen gegessen wird. Es braucht eine große Mikrowelle.

1,5 kg Hähnchenschenkel, enthäutet

1 Zwiebel, in 8 Spalten geschnitten

2 große Stangensellerie, in dicke Scheiben geschnitten

1 kleine Karotte, in dünne Scheiben geschnitten

2 dicke Scheiben Zitrone

1 kleines Lorbeerblatt

2 ganze Nelken

Petersilie Zweige

10 ml/2 TL Salz

300 ml/½ pt/1¼ Tassen heißes Wasser

150 ml/¼ pt/2/3 Tasse einfache (leichte) Sahne

40 g/1½ oz/3 EL Butter oder Margarine

40 g/1½ oz/1½ EL einfaches (Allzweck-)Mehl

Saft von 1 kleinen Zitrone

Salz und frisch gemahlener schwarzer Pfeffer

Ordnen Sie das Hähnchen in einer Auflaufform mit 30 cm Durchmesser (Dutch Oven) an. Zwiebel, Sellerie und Karotte mit den Zitronenscheiben, dem Lorbeerblatt, den Nelken und 1 Petersilienzweig in das Gericht geben. Mit dem Salz bestreuen und das Wasser hinzufügen. Mit Frischhaltefolie (Plastikfolie) abdecken und zweimal aufschlitzen, damit der Dampf entweichen kann. 24 Minuten auf Vollgas garen, dabei dreimal wenden. Hebe das Huhn heraus. Das Fleisch von den Knochen lösen und in mundgerechte Stücke schneiden. Die Flüssigkeit aus der Schale abseihen und 300 ml/½ pt/1¼ Tassen zurückbehalten. Sahne untermischen. Die Butter in eine große flache Schüssel geben. Unbedeckt 1½ Minuten lang auf Vollgas schmelzen. Mehl einrühren, dann nach und nach die warme Brühe-Sahne-Mischung unterrühren. Ohne Deckel 5–6 Minuten auf Vollgas kochen, dabei jede Minute umrühren, bis es eingedickt ist und Blasen schlägt. Den Zitronensaft hinzugeben, das Hähnchen unterrühren und abschmecken. Decken Sie es wie zuvor ab und erhitzen Sie es 5 Minuten lang auf Vollständig, wobei Sie die Schüssel zweimal wenden. Lassen Sie es 4 Minuten stehen, bevor Sie es mit Petersilienzweigen garnieren und servieren.

Hühnerfrikassee mit Wein

Serviert 6

Wie Hähnchenfrikassee zubereiten, aber nur 150 ml/¼ Pt/2/3 Tasse zurückbehaltene Brühe verwenden und 150 ml/¼ Pt/2/3 Tasse trockenen Weißwein hinzufügen.

chicken Supreme

Serviert 6

Wie Hähnchenfrikassee zubereiten. Nach dem erneuten Erhitzen für 5 Minuten am Ende und dann stehen lassen, schlagen Sie 2 Eigelb mit zusätzlichen 15 ml / 1 EL Sahne unter. Die Hitze der Mischung wird das Eigelb kochen.

Coq Au Vin

Serviert 6

50 g Butter oder Margarine

1,5 kg Hähnchenschenkel, enthäutet

1 große Zwiebel, fein gehackt

1 Knoblauchzehe, zerdrückt

30 ml/2 EL einfaches (Allzweck-)Mehl

300 ml/½ pt/1¼ Tassen trockener Rotwein

1 Rinderbrühwürfel

5 ml/1 TL Salz

12 Schalotten oder eingelegte Zwiebeln

60 ml/4 EL gehackte Petersilie

1,5 ml/¼ TL getrockneter Thymian

Salzkartoffeln und Rosenkohl zum Servieren

Butter oder Margarine in eine Auflaufform mit 30 cm Durchmesser (Dutch Oven) geben. Ohne Deckel 1 Minute lang auf Vollgas erhitzen. Fügen Sie die Hühnchenstücke hinzu und drehen Sie sie einmal um, sodass alle Stücke mit Butter überzogen sind, aber in einer einzigen Schicht bleiben. Mit Frischhaltefolie (Plastikfolie) abdecken und zweimal aufschlitzen, damit der Dampf entweichen kann. 15 Minuten auf voller Stufe garen, dabei die Schüssel dreimal wenden. Decken Sie das Huhn auf und bestreuen Sie es mit Zwiebel und Knoblauch. Das Mehl nach und nach glatt mit dem Wein vermischen, ggf. umrühren, um Klümpchen zu entfernen. Den Brühwürfel hineinbröseln und das Salz hinzugeben. Gießen Sie die Weinmischung über das Huhn. Mit den Schalotten oder Zwiebeln umgeben und mit Petersilie und Thymian bestreuen. Decken Sie es wie zuvor ab und garen Sie es 20 Minuten lang auf voller Stufe, wobei Sie das Gericht dreimal wenden. 6 Minuten stehen lassen. Mit Salzkartoffeln und Rosenkohl essen.

Coq au Vin mit Pilzen

Serviert 6

Wie Coq au Vin zubereiten, aber die Schalotten oder eingelegten Zwiebeln durch 125 g Champignons ersetzen.

Coq au Cola

Serviert 6

Wie Coq au Vin zubereiten, aber den Wein durch Cola ersetzen, um das Gericht kindgerechter zu machen.

Drumsticks mit Devilled Coating

Serviert 4

15 ml/1 EL englisches Senfpulver

10 ml/2 TL scharfes Currypulver

10 ml/2 TL Paprika

1,5 ml/¼ TL scharfer Cayennepfeffer

2,5 ml/½ TL Salz

1 kg Hähnchenkeulen (ca. 12 Stück)

45 ml/3 EL Knoblauchbutter

Senf, Currypulver, Paprika, Cayennepfeffer und Salz mischen. Verwenden Sie es, um alle Seiten der Keulen zu beschichten. In einer tiefen Schale mit 25 cm Durchmesser wie die Speichen eines Rades anrichten, mit den knochigen Enden zur Mitte. Schmelzen Sie die Butter unbedeckt 1 Minute lang auf Vollgas. Die Keulen mit der geschmolzenen Butter bestreichen. Mit Frischhaltefolie (Plastikfolie) abdecken und zweimal aufschlitzen, damit der Dampf entweichen kann. 16 Minuten auf voller Stufe garen, dabei die Schüssel zweimal wenden.

Hähnchen-Cacciatore

Serviert 6

Ein italienisches Gericht, was übersetzt „Hähnchen des Jägers“ bedeutet.

1,5 kg Hähnchenteile

15 ml/1 EL Olivenöl

1 große Zwiebel, fein gehackt

1 Knoblauchzehe, zerdrückt

30 ml/2 EL einfaches (Allzweck-)Mehl

5 Tomaten, blanchiert, gehäutet und gehackt

150 ml/¼ Pt/2/3 Tasse heiße Brühe

45 ml/3 EL Tomatenpüree (Paste)

15 ml/1 EL braune Tafelsauce

125 g Champignons, in Scheiben geschnitten

10 ml/2 TL Salz

10 ml/2 TL dunkelbrauner Zucker

45 ml/3 EL Marsala oder halbtrockener Sherry

Rahmkartoffeln und gemischter Salat zum Servieren

Legen Sie das Hähnchen in eine Auflaufform mit 30 cm Durchmesser (Dutch Oven). Mit Frischhaltefolie (Plastikfolie) abdecken und zweimal aufschlitzen, damit der Dampf entweichen kann. 15 Minuten auf voller Stufe garen, dabei die Schüssel zweimal wenden. In der Zwischenzeit die Sauce konventionell zubereiten. Gießen Sie das Öl in einen Topf und fügen Sie die Zwiebel und den Knoblauch hinzu. Braten (sautieren) Sie vorsichtig, bis sie leicht golden sind. Das Mehl einrühren, dann die Tomaten, die Brühe, das Püree und die braune Sauce hinzufügen. Unter Rühren kochen, bis die Sauce aufkocht und eindickt. Alle restlichen Zutaten einrühren und über das Hähnchen gießen. Decken Sie es wie zuvor ab und garen Sie es 20 Minuten lang auf voller Stufe, wobei Sie das Gericht dreimal wenden. 5 Minuten stehen lassen. Mit Kartoffelpüree und einem gemischten Salat servieren.

Jägerhühnchen

Serviert 6

Zubereitung wie Chicken Cacciatore, aber Marsala oder Sherry durch trockenen Weißwein ersetzen.

Hähnchen-Marengo

Serviert 6

Um 1800 von Napoleon Bonapartes Leibkoch auf den Schlachtfeldern nach der österreichischen Niederlage in der Schlacht von Marengo bei Verona in Norditalien erfunden.

Zubereitung wie Chicken Cacciatore, aber nur 50 g/2 oz Champignons verwenden und Marsala oder Sherry durch trockenen Weißwein ersetzen. Wenn Sie alle restlichen Zutaten unterrühren, fügen Sie 12–16 kleine entsteinte schwarze Oliven und 60 ml/4 EL gehackte Petersilie hinzu.

Sesame Chicken

Serviert 4

50 g/2 oz/¼ Tasse Butter oder Margarine, weich

15 ml/1 EL milder Senf

5 ml/1 TL Knoblauchpüree (Paste)

5 ml/1 TL Tomatenpüree (Paste)

90 ml/6 EL Sesamsamen, leicht geröstet

4 Portionen Hähnchen à 225 g/8 oz, ohne Haut

Die Butter oder Margarine mit dem Senf und dem Knoblauch- und Tomatenpüree cremig aufschlagen. Sesam unterrühren. Die Mischung gleichmäßig auf dem Hähnchen verteilen. In einer tiefen Schüssel mit 25 cm Durchmesser anrichten und in der Mitte eine Mulde lassen. 16 Minuten auf voller Stufe garen, dabei die Schüssel viermal wenden. Vor dem Servieren 5 Minuten stehen lassen.

Landeskapitän

Serviert 6

Ein ostindisches mildes Hühnchen-Curry, das vor langer Zeit von einem weitgereisten Seekapitän in die Südstaaten Nordamerikas gebracht wurde. Es ist in den USA zu einer Art orientalischem Standby geworden.

50 g Butter oder Margarine

2 Zwiebeln, gehackt

1 Selleriestange, gehackt

1,5 kg Hähnchenschenkel, enthäutet

15 ml/1 EL einfaches (Allzweck-)Mehl

15 ml/1 EL mildes Currypulver

60 ml/4 EL Mandeln, blanchiert, gehäutet, halbiert und leicht geröstet

1 kleine grüne (Paprika), entkernt und fein gehackt

45 ml/3 EL Sultaninen (goldene Rosinen)

10 ml/2 TL Salz

400 g/14 oz/1 große Dose gehackte Tomaten

5 ml/1 TL Zucker

275 g Langkornreis, gekocht

Butter oder Margarine in eine Auflaufform mit 30 cm Durchmesser (Dutch Oven) geben. Ohne Deckel 1½ Minuten auf Vollgas erhitzen. Zwiebeln und Sellerie dazugeben und gut umrühren. Kochen Sie ohne Deckel 3 Minuten lang auf Vollgas und rühren Sie zweimal um. Fügen Sie die Hühnchenstücke hinzu und werfen Sie sie in die Butter-Gemüse-Mischung, bis sie gut bedeckt sind. Mit Mehl, Currypulver, Mandeln, Pfeffer und Sultaninen bestreuen. Mit Frischhaltefolie (Plastikfolie) abdecken und zweimal aufschlitzen, damit der Dampf entweichen kann. 8 Minuten auf Vollgas garen. Das Salz mit den

Tomaten und dem Zucker mischen. Decken Sie das Huhn auf und löffeln Sie die Tomaten darüber. Decken Sie es wie zuvor ab und garen Sie es 21 Minuten lang auf voller Stufe, wobei Sie das Gericht zweimal wenden. Vor dem Servieren mit dem Reis 5 Minuten stehen lassen.

Hühnchen in Tomaten-Kapern-Sauce

Serviert 6

6 Hähnchenkeulen, je 225 g/8 oz, ohne Haut

Einfaches (Allzweck-) Mehl

50 g Butter oder Margarine

3 Scheiben Speck, gehackt

2 große Zwiebeln, gehackt

2 Knoblauchzehen, zerdrückt

15 ml/1 EL Kapern, gehackt

400 g/14 oz/1 große Dose gehackte Tomaten

15 ml/1 EL dunkler weicher brauner Zucker

5 ml/1 TL getrocknete gemischte Kräuter

15 ml/1 EL Tomatenpüree (Paste)

15 ml/1 EL gehackte Basilikumblätter

15 ml/1 EL gehackte Petersilie

Die Hähnchenschenkel mit Mehl bestäuben. Butter oder Margarine in eine Auflaufform mit 30 cm Durchmesser (Dutch Oven) geben. Ohne Deckel 2 Minuten lang auf Vollgas erhitzen. Speck, Zwiebeln, Nelken und Kapern unterrühren. Kochen Sie ohne Deckel 4 Minuten lang auf Vollgas und rühren Sie zweimal um. Fügen Sie das Huhn hinzu und schwenken Sie es, bis es gut mit der Butter- oder Margarinemischung bedeckt ist. Mit Frischhaltefolie (Plastikfolie) abdecken und zweimal aufschlitzen, damit der Dampf entweichen kann. 12 Minuten auf voller Stufe garen, dabei die Schüssel dreimal wenden. Entfernen Sie die restlichen Zutaten und fügen Sie sie hinzu, indem Sie sie gut vermischen. Decken Sie es wie zuvor ab und garen Sie es 18 Minuten lang auf Vollgas. Vor dem Servieren 6 Minuten stehen lassen.

Hühnerpaprika

Serviert 4

Diese Hühnerphantasie, ausgesprochen Paprikasch, ist ein Verwandter von Gulas oder Gulasch, einem der bekanntesten Gerichte Ungarns.

1,5 kg Hähnchenteile

1 große Zwiebel, gehackt

1 grüne (Paprika), entkernt und gehackt

1 Knoblauchzehe, zerdrückt

30 ml/2 EL Maisöl oder geschmolzenes Schmalz

45 ml/3 EL einfaches (Allzweck-)Mehl

15 ml/1 EL Paprika

300 ml/½ Pt/1¼ Tassen warme Hühnerbrühe

30 ml/2 EL Tomatenpüree (Paste)

5 ml/1 TL dunkelbrauner Zucker

2,5 ml/½ TL Kümmel

5 ml/1 TL Salz

150 ml/5 fl oz/2/3 Tasse Crème fraîche

Kleine Nudelformen, gekocht

Legen Sie die Hähnchenteile in eine Auflaufform mit 30 cm Durchmesser (Dutch Oven). Mit Frischhaltefolie (Plastikfolie) abdecken und zweimal aufschlitzen, damit der Dampf entweichen kann. 15 Minuten auf voller Stufe garen, dabei die Schüssel zweimal wenden. In der Zwischenzeit die Sauce konventionell zubereiten. Zwiebel, Paprika, Knoblauch und Öl in einen Topf (Pfanne) geben und sanft braten (sautieren), bis das Gemüse weich, aber nicht gebräunt ist. Mehl und Paprikapulver einrühren, dann nach und nach dic Brühe einrühren. Unter Rühren zum Kochen bringen. Die restlichen Zutaten außer Crème fraîche und Nudeln unterrühren. Das Hähnchen aufdecken und mit der Sauce bestreichen, dabei einige der bereits in der Schüssel befindlichen Säfte einarbeiten. Mit einem Löffel Crème fraîche garnieren. Decken Sie es wie zuvor ab und garen Sie es 20 Minuten lang auf voller Stufe, wobei Sie das Gericht dreimal wenden. Mit kleinen Nudeln servieren.

Shades-of-the-East-Huhn

6–8 Portionen

Indische und indonesische Einflüsse und Geschmäcker vereinen sich in diesem außergewöhnlich großen Hähnchenrezept.

15 ml/1 EL Erdnussöl (Erdnussöl).

3 mittelgroße Zwiebeln, gehackt

2 Knoblauchzehen, zerdrückt

900 g Hähnchenbrust ohne Knochen, enthäutet und in schmale Streifen geschnitten

15 ml/1 EL Speisestärke (Maisstärke)

60 ml/4 EL knusprige Erdnussbutter

150 ml/¼ pt/2/3 Tasse Wasser

7,5 ml/1½ TL Salz

10 ml/2 TL milde Currypaste

2,5 ml/½ TL gemahlener Koriander (Koriander)

2,5 ml/½ TL gemahlener Ingwer

Samen von 5 Kardamomkapseln

60 ml/4 EL gesalzene Erdnüsse, grob gehackt

2 Tomaten, in Spalten geschnitten

Das Öl in einer Auflaufform mit 25 cm Durchmesser (Dutch Oven) ohne Deckel 1 Minute lang auf Vollgas erhitzen. Fügen Sie die Zwiebeln und den Knoblauch hinzu und kochen Sie sie ohne Deckel 3 Minuten lang auf Vollgas, wobei Sie zweimal umrühren. Mischen Sie das Hühnchen hinein und garen Sie es unbedeckt 3 Minuten lang auf Vollgas, wobei Sie jede Minute mit einer Gabel umrühren, um es zu trennen. Maismehl einstreuen. Alle restlichen Zutaten bis auf die Erdnüsse und Tomaten einarbeiten. Mit Frischhaltefolie (Plastikfolie) abdecken und zweimal aufschlitzen, damit der Dampf entweichen kann. 19 Minuten auf Vollgas garen, dabei die Schüssel viermal wenden. 5 Minuten stehen lassen. Vor dem Servieren umrühren und mit den Erdnüssen und Tomatenspalten garnieren.

Nasi Goreng

Serviert 6

Eine niederländisch-indonesische Spezialität.

175 g/6 oz/¾ Tasse leicht zu kochender Langkornreis

50 g Butter oder Margarine

2 Zwiebeln, gehackt

2 Porree, nur der weiße Teil, sehr dünn geschnitten

1 grüne Chili, entkernt und gehackt (optional)

350 g/12 oz/3 Tassen kalt gekochtes Hähnchen, grob gehackt

30 ml/2 EL Sojasauce

1 Klassisches Omelette, in Streifen geschnitten

1 große Tomate, in Spalten geschnitten

Den Reis wie auf der Packung angegeben kochen. Abkühlen lassen. Butter oder Margarine in eine Auflaufform mit 25 cm Durchmesser (Dutch Oven) geben. Ohne Deckel 1 Minute lang auf Vollgas erhitzen. Zwiebeln, Lauch und Chili, falls verwendet, unterrühren. Ohne Deckel 4 Minuten auf Vollgas garen. Rühren Sie den Reis, das Huhn und die Sojasauce ein. Mit einem Teller abdecken und 6–7 Minuten auf voller Stufe garen, dabei dreimal umrühren, bis sie kochend heiß sind. Mit einem Kreuzmuster aus Omelettstreifen und Tomatenschnitzen garnieren.

Truthahn braten

AUFSCHLÄGE 6

1 Truthahn, Größe nach Bedarf (350 g/12 oz Rohgewicht pro Person einplanen)
Heften

Decken Sie die Flügelspitzen und Enden der Beine mit Folie ab. Stellen Sie den Truthahn mit der Brustseite nach unten in eine Schüssel, die groß genug ist, um den Vogel bequem zu halten. Machen Sie sich keine Sorgen, wenn der Körper über den Rand hinausragt. Mit Frischhaltefolie (Plastikfolie) abdecken und 4 Mal durchstechen. Pro 450 g/1 lb 4 Minuten auf Vollgas garen. Aus dem Ofen nehmen und den Vogel vorsichtig umdrehen, so dass die Brust jetzt zuoberst liegt. Streichen Sie dick mit einer Heftung, verwenden Sie eine auf Fettbasis, wenn der Vogel einfach ist, und eine fettfreie, wenn der Truthahn selbstbegießend ist. Wie zuvor abdecken und weitere 4 Minuten pro 450 g/1 lb auf Voll garen. In eine Tranchierschale geben und mit Folie abdecken. 15 Minuten stehen lassen, dann tranchieren.

Spanische Türkei

Serviert 4

30 ml/2 EL Olivenöl

4 Stück entbeinte Putenbrust, je 175 g/6 oz

1 Zwiebel, gehackt

12 gefüllte Oliven, gehackt

2 hart gekochte (hart gekochte) Eier (Seiten 98–9), geschält und gehackt

30 ml/2 EL gehackte Gurken (Cornichons)

2 Tomaten, in dünne Scheiben geschnitten

Erhitzen Sie das Öl in einer tiefen Schale mit 20 cm Durchmesser ohne Deckel 1 Minute lang auf Vollgas. Fügen Sie den Truthahn hinzu und schwenken Sie ihn gut im Öl, um beide Seiten gründlich zu bestreichen. Zwiebel, Oliven, Eier und Gewürzgurken mischen und gleichmäßig über den Truthahn geben. Mit den Tomatenscheiben garnieren. Mit Frischhaltefolie (Plastikfolie) abdecken und zweimal aufschlitzen, damit der Dampf entweichen kann. 15 Minuten auf voller Stufe garen, dabei die Schüssel fünfmal wenden. Vor dem Servieren 5 Minuten stehen lassen.

Truthahn-Tacos

Serviert 4

Für die Tacos:

450 g/1 lb/4 Tassen gehackter Truthahn

1 kleine Zwiebel, gehackt

2 Knoblauchzehen, zerdrückt

5 ml/1 TL Kreuzkümmel, nach Belieben gemahlen

2,5–5 ml/½–1 TL Chilipulver

30 ml/2 EL gehackte Korianderblätter (Koriander).

5 ml/1 TL Salz

60 ml/4 EL Wasser

4 große gekaufte Tortillas

Zerkleinerter Salat

Für die Avocado-Garnitur:

1 große reife Avocado

15–20 ml/3–4 TL gekaufte scharfe Salsa

Saft von 1 Limette

Salz

60 ml/4 EL Sauerrahm

Für die Tacos den Boden einer Schüssel mit 20 cm Durchmesser mit dem Truthahn bedecken. Mit einem Teller abdecken und 6 Minuten auf Vollgas garen. Die Fleischkörner mit einer Gabel zerkleinern. Alle restlichen Zutaten außer Tortillas und Salat unterrühren. Mit Frischhaltefolie (Plastikfolie) abdecken und zweimal aufschlitzen, damit der Dampf entweichen kann. 8 Minuten auf Vollgas garen, dabei die Schüssel viermal wenden. 4 Minuten stehen lassen. Gründlich rühren. Gleiche Mengen der Putenmasse auf die Tortillas häufen, etwas Salat dazugeben und aufrollen. Auf eine Schüssel geben und warm halten.

Für das Avocado-Dressing die Avocado halbieren, das Fruchtfleisch herauslösen und fein pürieren. Salsa, Limettensaft und Salz unterrühren. Die Tacos auf vier vorgewärmte Teller verteilen, jeweils mit der Avocado-Mischung und 15 ml/1 EL Sauerrahm belegen. Gleich essen.

Pfannkuchen-Tacos

Serviert 4

Zubereiten wie Turkey Tacos, aber die gekauften Tortillas durch vier große hausgemachte Pfannkuchen ersetzen.

Truthahnbrot

Serviert 4

450 g/1 lb roher gehackter (gemahlener) Truthahn

1 Knoblauchzehe, zerdrückt

30 ml/2 EL einfaches (Allzweck-)Mehl

2 große Eier, geschlagen

10 ml/2 TL Salz

10 ml/2 TL getrockneter Thymian

5 ml/1 TL Worcestersauce

20 ml/4 TL gemahlene Muskatnuss

Pellkartoffeln

Gekochter Blumenkohl

Käsesoße

Truthahn, Knoblauch, Mehl, Eier, Salz, Thymian, Worcestersauce und Muskat vermischen. Mit feuchten Händen einen 15 cm breiten Laib formen. In eine tiefe Schüssel geben, mit Frischhaltefolie (Plastikfolie) abdecken und zweimal einschneiden, damit der Dampf entweichen kann. 9 Minuten auf Vollgas garen. 5 Minuten stehen lassen. In vier Portionen schneiden und mit Pellkartoffeln und Blumenkohl servieren, mit Käsesauce überzogen und konventionell unter dem Grill (Masthähnchen) gebräunt.

Anglo-Madras Truthahn-Curry

Serviert 4

Ein nützliches Rezept, um weihnachtliche Truthahnreste zu verwerten.

30 ml/2 EL Mais- oder Sonnenblumenöl

1 große Zwiebel, sehr dünn geschnitten

1 Knoblauchzehe, zerdrückt

30 ml/2 EL Rosinen

30 ml/2 EL Kokosraspeln

25 ml/1½ EL einfaches (Allzweck-)Mehl

20 ml/4 TL scharfes Currypulver

300 ml/½ pt/1¼ Tassen kochendes Wasser

30 ml/2 EL einfache (helle) Sahne

2,5 ml/½ TL Salz

Saft von ½ Zitrone

350 g/12 oz/3 Tassen kalt gekochter Truthahn, gewürfelt

Indisches Brot, gemischter Salat und Chutney zum Servieren

Das Öl mit der Zwiebel, dem Knoblauch, den Rosinen und der Kokosnuss in eine 1,5-Liter-Schüssel geben. Gut mischen. Ohne Deckel 3 Minuten auf Vollgas garen. Mehl, Currypulver, Wasser, Sahne, Salz, Zitronensaft und Truthahn untermischen. Mit einem Teller abdecken und 6–7 Minuten auf Vollgas garen, dabei zweimal umrühren, bis das Curry eingedickt ist und Blasen wirft. 3 Minuten stehen lassen. Rund umrühren und mit indischem Brot, Salat und Chutney servieren.

Truthahn-Curry mit Früchten

Serviert 4

30 ml/2 EL Butter oder Margarine

10 ml/2 TL Olivenöl

2 Zwiebeln, gehackt

15 ml/1 EL mildes Currypulver

30 ml/2 EL einfaches (Allzweck-)Mehl

150 ml/¼ pt/2/3 Tasse einfache (leichte) Sahne

90 ml/6 EL Naturjoghurt griechischer Art

1 Knoblauchzehe, zerdrückt

30 ml/2 EL Tomatenpüree (Paste)

5 ml/1 TL Garam Masala

5 ml/1 TL Salz

Saft von 1 kleinen Limette

4 Tafeläpfel, geschält, entkernt, geviertelt und in dünne Scheiben geschnitten

30 ml/2 EL beliebiges Frucht-Chutney

450 g/1 lb/4 Tassen kalt gekochter Truthahn, gewürfelt

Butter oder Margarine und Öl in eine Auflaufform mit 25 cm Durchmesser (Dutch Oven) geben. Ohne Deckel 1½ Minuten auf Vollgas erhitzen. Zwiebeln untermischen. Kochen Sie ohne Deckel 3 Minuten lang auf Vollgas und rühren Sie zweimal um. Currypulver, Mehl, Sahne und Joghurt unterrühren. Ohne Deckel 2 Minuten auf Vollgas garen. Alle restlichen Zutaten hinzufügen. Mit einem Teller abdecken und 12–14 Minuten auf voller Stufe garen, dabei alle 5 Minuten umrühren, bis sie kochend heiß sind.

Brot und Butter Truthahnkuchen

Serviert 4

75 g Butter oder Margarine

60 ml/4 EL geriebener Parmesan

2,5 ml/½ TL getrockneter Thymian

1,5 ml/¼ TL getrockneter Salbei

5 ml/1 TL abgeriebene Zitronenschale

4 große Scheiben Weiß- oder Schwarzbrot

1 Zwiebel, gehackt

50 g Champignons, in Scheiben geschnitten

45 ml/3 EL einfaches (Allzweck-)Mehl

300 ml/½ Pt/1¼ Tassen warme Hühnerbrühe

15 ml/1 EL Zitronensaft

45 ml/3 EL einfache (helle) Sahne

225 g/8 oz/2 Tassen kalt gekochtes Hähnchen, gewürfelt

Salz und frisch gemahlener schwarzer Pfeffer

Die Hälfte der Butter oder Margarine mit Käse, Thymian, Salbei und Zitronenschale cremig aufschlagen. Auf dem Brot verteilen, dann jede Scheibe in vier Dreiecke schneiden. Die restliche Butter oder Margarine in eine tiefe Schüssel mit 20 cm Durchmesser geben. Ohne Deckel 1½ Minuten auf Vollgas erhitzen. Fügen Sie die Zwiebel und die Pilze hinzu. Kochen Sie ohne Deckel 3 Minuten lang auf Vollgas und rühren Sie zweimal um. Mehl einrühren, dann Brühe, Zitronensaft und Sahne nach und nach unterrühren. Hühnchen unterrühren und nach Geschmack würzen. Mit einem Teller abdecken und 8 Minuten lang auf Vollgas erhitzen, dabei dreimal umrühren, bis sie heiß ist. Aus der Mikrowelle nehmen. Mit den gebutterten Brotdreiecken belegen und unter einem heißen Grill (Broiler) bräunen.

Truthahn-Reis-Auflauf mit Füllung

Für 4–5 Personen

225 g/8 oz/1 Tasse leicht zu kochender Langkornreis
300 ml/10 fl oz/1 Dose kondensierte Champignoncremesuppe
300 ml/½ pt/1¼ Tassen kochendes Wasser
225 g/8 oz/2 Tassen Zuckermais (Mais)
50 g/2 oz/½ Tasse gehackte ungesalzene Nüsse
175 g/6 oz/1½ Tassen gekochter Truthahn, gewürfelt
50 g kalte Füllung, gewürfelt
Krautsalat, zum Servieren

Alle Zutaten außer der Füllung in eine 1,75-Liter-Schüssel geben. Gründlich mischen. Mit Frischhaltefolie (Plastikfolie) abdecken und zweimal aufschlitzen, damit der Dampf entweichen kann. 25 Minuten auf Vollgas garen. Aufdecken und mit einer Gabel umrühren, um den

Reis aufzulockern. Mit der kalten Füllung bedecken. Mit einem Teller abdecken und 2 Minuten auf Vollgas garen. 4 Minuten stehen lassen. Wieder auflockern und mit Krautsalat essen.

Putenbrust mit Orangenglasur

Für 4–6 Portionen

Für kleine Familien, die ein festliches Essen mit minimalen Resten wünschen.

40 g/1½ oz/3 EL Butter

15 ml/1 EL Tomatenketchup (Katsup)

10 ml/2 TL schwarzer Sirup (Melasse)

5 ml/1 TL Paprika

5 ml/1 TL Worcestersauce

Fein geriebene Schale von 1 Satsuma oder Clementine

Eine Prise gemahlene Nelken

1,5 ml/¼ TL gemahlener Zimt

1 ganze Putenbrust, etwa 1 kg

Alle Zutaten außer dem Truthahn gründlich in einer Schüssel mischen. Ohne Deckel 1 Minute lang auftauen. Die Putenbrust in eine Form mit 25 cm Durchmesser (Dutch Oven) legen und mit der Hälfte der Butter bestreichen. Mit Frischhaltefolie (Plastikfolie) abdecken und zweimal aufschlitzen, damit der Dampf entweichen kann. 10 Minuten auf Vollgas garen. Die Putenbrust wenden und mit der restlichen Kruste bestreichen. Wie zuvor zudecken und weitere 10 Minuten auf Vollgas garen, dabei dreimal wenden. 7–10 Minuten ruhen lassen, bevor sie angeschnitten werden.

Süß-saure Ente

Serviert 4

1 Ente, ca. 2,25 kg, gewaschen und getrocknet

45 ml/3 EL Mango-Chutney

Bohnensprossen

175 g brauner Reis, gekocht

Stellen Sie die Ente verkehrt herum auf einen umgedrehten Teeteller, der in eine Auflaufform mit 25 cm Durchmesser (Dutch Oven) gestellt wird. Mit Frischhaltefolie (Plastikfolie) abdecken und zweimal aufschlitzen, damit der Dampf entweichen kann. 20 Minuten auf Vollgas garen. Fett und Saft aufdecken und vorsichtig abgießen. Die Ente wenden und die Brust mit dem Chutney bestreichen. Wie zuvor abdecken und weitere 20 Minuten auf Vollgas garen. In vier Portionen schneiden und mit Sojasprossen und dem Reis servieren.

Kanton Ente

Serviert 4

45 ml/3 EL glatte Aprikosenmarmelade (Konfitüre)

30 ml/2 EL chinesischer Reiswein

10 ml/2 TL milder Senf

5 ml/1 TL Zitronensaft

10 ml/2 TL Sojasauce

1 Ente, ca. 2,25 kg, gewaschen und getrocknet

Aprikosenmarmelade, Reiswein, Senf, Zitronensaft und Sojasauce in eine kleine Schüssel geben. 1–1½ Minuten auf Vollgas erhitzen und dabei zweimal umrühren. Stellen Sie die Ente verkehrt herum auf einen umgedrehten Teeteller, der in eine Auflaufform mit 25 cm

Durchmesser (Dutch Oven) gestellt wird. Mit Frischhaltefolie (Plastikfolie) abdecken und zweimal aufschlitzen, damit der Dampf entweichen kann. 20 Minuten auf Vollgas garen. Fett und Saft aufdecken und vorsichtig abgießen. Die Ente wenden und die Brust mit der Aprikosenpaste bestreichen. Wie zuvor abdecken und 20 Minuten auf Vollgas garen. In vier Portionen schneiden und servieren.

Ente mit Orangensauce

Serviert 4

Ein Luxus der Extraklasse, einfach und in einem Bruchteil der üblichen Zeit in der Mikrowelle zubereitet. Mit Brunnenkresse und frischen Orangenscheiben garnieren, um ein Party-Herzstück zu kreieren.

1 Ente, ca. 2,25 kg, gewaschen und getrocknet

Für die Soße:

Fein geriebene Schale von 1 großen Orange

Saft von 2 Orangen

30 ml/2 EL fein geraspelte Zitronenmarmelade

15 ml/1 EL Johannisbeergelee (klare Konfitüre)

30 ml/2 EL Orangenlikör

5 ml/1 TL Sojasauce

10 ml/2 TL Speisestärke (Maisstärke)

Stellen Sie die Ente verkehrt herum auf einen umgedrehten Teeteller, der in eine Auflaufform mit 25 cm Durchmesser (Dutch Oven) gestellt wird. Mit Frischhaltefolie (Plastikfolie) abdecken und zweimal aufschlitzen, damit der Dampf entweichen kann. 20 Minuten auf Vollgas garen. Fett und Saft aufdecken und vorsichtig abgießen. Drehen Sie die Ente um. Wie zuvor abdecken und 20 Minuten auf Vollgas garen. In vier Portionen schneiden, auf eine Servierplatte geben und heiß halten. Fett aus dem Bratensaft abschöpfen.

Für die Sauce alle Zutaten bis auf die Speisestärke in einen Messbecher geben. Den abgeschöpften Bratensaft hinzugeben. Mit heißem Wasser auf 300 ml/½ pt/1¼ Tassen auffüllen. Maizena mit ein paar Esslöffeln kaltem Wasser zu einer dünnen Paste verrühren. In den

Krug geben und gründlich mischen. Kochen Sie ohne Deckel 4 Minuten lang auf Vollgas und rühren Sie dreimal um. Über die Ente gießen und sofort servieren.

Ente nach französischer Art

Serviert 4

1 Ente, ca. 2,25 kg, gewaschen und getrocknet

12 entsteinte (entsteinte) Pflaumen

1 Selleriestange, fein gehackt

2 Knoblauchzehen, zerdrückt

Für die Soße:

300 ml/½ pt/1¼ Tassen trockener Apfelwein

5 ml/1 TL Salz

10 ml/2 TL Tomatenpüree (Paste)

30 ml/2 EL Crème fraîche

15 ml/1 EL Speisestärke (Maisstärke)

Gekochte Tagliatelle zum Servieren

Stellen Sie die Ente verkehrt herum auf einen umgedrehten Teeteller, der in eine Auflaufform mit 25 cm Durchmesser (Dutch Oven) gestellt wird. Pflaumen, Sellerie und Knoblauch um die Ente herum verteilen. Decken Sie die Form mit Frischhaltefolie (Plastikfolie) ab und schlitzen Sie sie zweimal auf, damit der Dampf entweichen kann. 20 Minuten auf Vollgas garen. Fett und Saft aufdecken und vorsichtig abgießen und aufbewahren. Drehen Sie die Ente um. Wie zuvor abdecken und 20 Minuten auf Vollgas garen. In vier Portionen schneiden, auf eine Servierplatte geben und heiß halten. Fett aus dem Bratensaft abschöpfen.

Für die Sauce den Cidre in einen Messbecher geben. Salz, Tomatenpüree, Crème fraîche, den entrahmten Bratensaft und

Speisestärke unterrühren. Ohne Deckel 4–5 Minuten auf Vollgas kochen, bis es eingedickt ist und Blasen wirft, dabei jede Minute umrühren. Über die Ente und Pflaumen gießen und mit Tagliatelle servieren.

Braten von entbeinten und gerollten Fleischstücken

Legen Sie den Braten mit der Hautseite nach oben auf einen speziellen Mikrowellenuntersetzer, der in einer großen Schüssel steht. Mit einem Stück Frischhaltefolie (Plastikfolie) abdecken. Rechnen Sie pro 450 g/1 lb mit folgenden Garzeiten:

- Schweinefleisch - 9 Minuten
- Schinken - 9 Minuten
- Lamm - 9 Minuten
- Rindfleisch - 6–8 Minuten

Drehen Sie die Schüssel alle 5 Minuten, um ein gleichmäßiges Garen zu gewährleisten, und schützen Sie Ihre Hände mit Ofenhandschuhen. Nach der Hälfte der Bratzeit 5–6 Minuten ruhen lassen. Am Ende der Garzeit das Bratenstück auf ein Tranchierbrett legen und mit Folie in doppelter Dicke abdecken. Vor dem Tranchieren je nach Größe 5–8 Minuten ruhen lassen.

Süß-saure Schweinekoteletts mit Orange und Limette

Serviert 4

4 Schweinekoteletts, je 175 g/6 oz nach dem Trimmen

60 ml/4 EL Tomatenketchup (Katsup)

15 ml/1 EL Teriyaki-Sauce

20 ml/4 TL Malzessig

5 ml/1 TL fein abgeriebene Limettenschale

Saft von 1 Orange

1 Knoblauchzehe, zerdrückt (optional)

350 g brauner Reis, gekocht

Die Koteletts in einer tiefen Schüssel mit 25 cm Durchmesser anrichten. Alle restlichen Zutaten außer dem Reis verquirlen und über die Koteletts geben. Mit Frischhaltefolie (Plastikfolie) abdecken und zweimal aufschlitzen, damit der Dampf entweichen kann. 12 Minuten auf voller Stufe garen, dabei die Schüssel viermal wenden. Lassen Sie es 5 Minuten stehen, bevor Sie es mit dem Naturreis servieren.

Hackbraten

Für 8–10 Personen

Eine bewährte vielseitige Familienterrine. Es ist ausgezeichnet, wenn es heiß serviert wird, in Stücke geschnitten mit Soße oder portugiesischer Sauce oder rustikaler Tomatensauce und begleitet von Rahmkartoffeln oder Makkaroni-Käse und verschiedenem Gemüse. Alternativ kalt mit einer reichhaltigen Mayonnaise oder einem Salatdressing und Salat essen. Für Sandwiches, in dünne Scheiben schneiden und als Füllung mit Salat, gehackten Frühlingszwiebeln (Frühlingszwiebeln) und Tomaten verwenden oder, serviert mit Babygurken (Cornichons) und Vollkornbrot, hat es das Zeug zu einer klassischen Vorspeise nach französischer Art.

125 g/4¾ oz/3½ Scheiben helles Weißbrot

450 g/1 lb mageres Hackfleisch (Hackfleisch).

450 g/1 lb/4 Tassen gehackter (gemahlener) Truthahn

10 ml/2 TL Salz

3 Knoblauchzehen, zerdrückt

4 große Eier, geschlagen

10 ml/2 TL Worcestersauce

10 ml/2 TL dunkle Sojasauce

10 ml/2 TL hergestellter Senf

Eine tiefe Schüssel mit 23 cm Durchmesser leicht einfetten. Das Brot in einer Küchenmaschine zerbröseln. Fügen Sie alle restlichen Zutaten hinzu und pulsieren Sie die Maschine, bis die Mischung gerade vermischt ist. (Vermeiden Sie zu starkes Mischen, da der Laib schwer und dicht wird.) Auf der vorbereiteten Schüssel verteilen. Schieben Sie ein Marmeladenglas oder einen Eierbecher mit geradem Rand in die Mitte, sodass die Fleischmischung einen Ring bildet. Mit Frischhaltefolie (Plastikfolie) abdecken und zweimal aufschlitzen, damit der Dampf entweichen kann. 18 Minuten auf voller Stufe garen, dabei die Schüssel zweimal wenden. Der Laib schrumpft von den Seiten der Schüssel weg. Bei heißem Servieren 5 Minuten stehen lassen.

Puten- und Wurstterrine

Für 8–10 Personen

Wie Meat Loaf zubereiten, aber 450 g Rinder- oder Schweinswurst durch Hackfleisch (Hackfleisch) ersetzen. Statt 20 Minuten 18 Minuten auf Voll garen.

Schweinekoteletts mit Zippy-Dressing

Serviert 4

4 Schweinekoteletts, je 175 g/6 oz nach dem Trimmen

30 ml/2 EL Butter oder Margarine

5 ml/1 TL Paprika

5 ml/1 TL Sojasauce

5 ml/1 TL Worcestersauce

Die Koteletts in einer tiefen Schüssel mit 25 cm Durchmesser anrichten. Butter oder Margarine 1½ Minuten lang auftauen lassen. Die restlichen Zutaten unterrühren und über die Koteletts gießen. Mit Frischhaltefolie (Plastikfolie) abdecken und zweimal aufschlitzen, damit der Dampf entweichen kann. 9 Minuten auf Vollgas garen, dabei die Schüssel viermal wenden. 4 Minuten stehen lassen.

Auflauf mit hawaiianischem Schweinefleisch und Ananas

Serviert 6

Zartheit, Zartheit und ein feiner Geschmack zeichnen dieses Fleisch- und Fruchtrezept von der Tropeninsel Hawaii aus.

15 ml/1 EL Erdnussöl (Erdnussöl).

1 Zwiebel, fein gehackt

2 Knoblauchzehen, zerdrückt

900 g Schweinefilet, gewürfelt

15 ml/1 EL Speisestärke (Maisstärke)

400 g/14 oz/3½ Tassen zerkleinerte Ananas aus der Dose in natürlichem Saft

45 ml/3 EL Sojasauce

5 ml//1 TL gemahlener Ingwer

Frisch gemahlener schwarzer Pfeffer

Streichen Sie das Öl über den Boden und die Seiten einer tiefen Schüssel mit einem Durchmesser von 23 cm/9 Zoll. Fügen Sie die

Zwiebel und den Knoblauch hinzu und kochen Sie sie ohne Deckel 3 Minuten lang auf Vollgas. Schweinefleisch, Speisestärke, Ananas und Saft, Sojasauce und Ingwer einrühren. Mit Pfeffer abschmecken. Ringförmig am inneren Rand der Form anrichten, dabei in der Mitte eine kleine Mulde lassen. Mit Frischhaltefolie (Plastikfolie) abdecken und zweimal aufschlitzen, damit der Dampf entweichen kann. 16 Minuten auf voller Stufe garen, dabei die Schüssel viermal wenden. 5 Minuten stehen lassen, dann vor dem Servieren umrühren.

Auflauf mit hawaiianischem Schinken und Ananas

Serviert 6

Bereiten Sie die Zubereitung wie für den Auflauf mit hawaiianischem Schweinefleisch und Ananas vor, aber ersetzen Sie das Schweinefleisch durch ungeräucherte und milde Schinkenwürfel.

Festlicher Schinken

Serviert 10–12

Ideal für ein Weihnachts- oder Neujahrsbuffet, in der Mikrowelle zubereiteter Schinken ist saftig und saftig und lässt sich wunderbar tranchieren. Dies ist die maximale Größe für ein zufriedenstellendes Ergebnis.

Schinkenbraten, Höchstgewicht 2,5 kg/5½ lb
50 g gebräunte Semmelbrösel
Ganze Nelken

Der Braten wird zuerst konventionell gekocht, um die Salzigkeit zu verringern. Den Schinken in einen großen Topf geben, mit kaltem Wasser bedecken, zum Kochen bringen und abtropfen lassen. Wiederholen. Wiegen Sie den abgetropften Braten und lassen Sie ihn 8 Minuten lang auf Full pro 450 g/1 lb garen. Stellen Sie den Braten entweder direkt auf die Glasschale in die Mikrowelle oder legen Sie ihn in eine große flache Schüssel. Wenn es ein schmales Ende gibt, wickeln Sie es in ein Stück Folie, um ein Überkochen zu verhindern. Den Schinken mit Küchenpapier abdecken und die Hälfte der Garzeit garen. 30 Minuten in der Mikrowelle stehen lassen. Eventuell verwendete Folie entfernen, Gelenk umdrehen und mit Küchenpapier abdecken. Den Garvorgang beenden und weitere 30 Minuten stehen lassen. Übertragung auf ein Brett. Die Haut abziehen, das Fett in Rauten schneiden und mit den Bröseln bestreuen. Besetzen Sie jeden Diamanten mit einer Nelke.

Glasierter Galaschinken

Serviert 10–12

Schinkenbraten, Höchstgewicht 2,5 kg/5½ lb

50 g gebräunte Semmelbrösel

Ganze Nelken

60 ml/4 EL Demerara-Zucker

10 ml/2 TL Senfpulver

60 ml/4 EL Butter oder Margarine, geschmolzen

5 ml/1 TL Worcestersauce

30 ml/2 EL weißer Traubensaft

Cocktailkirschen

Bereiten Sie es wie Festschinken vor, aber spicken Sie jeden abwechselnden Diamanten mit einer Nelke. Für die Glasur Zucker, Senf, Butter oder Margarine, Worcestersauce und Traubensaft verrühren. Den Schinken in eine Bratpfanne geben und das Fett mit der Glasur bedecken. Braten Sie das Bratenstück konventionell bei 190 °C/375 °F/Gas Stufe 5 für 25–30 Minuten, bis das Fett goldbraun ist. Die restlichen Fettrauten mit Cocktailkirschen spießen, die auf Cocktailstäbchen (Zahnstocher) aufgespießt werden.

Paella mit spanischer Salami

Serviert 6

Wie Paella zubereiten, aber das Hähnchen durch grob gehackte Salami ersetzen.

Fleischbällchen nach schwedischer Art

Serviert 4

Bekannt als Kottbullar, ist dies eines der schwedischen Nationalgerichte, wo es mit Salzkartoffeln, Preiselbeersauce, Soße und einem gemischten Salat serviert wird.

75 g/3 oz/1½ Tassen frische weiße Semmelbrösel

1 Zwiebel, fein gehackt

225 g/8 oz/2 Tassen mageres gehacktes (gemahlenes) Schweinefleisch

225 g/8 oz/2 Tassen Hackfleisch (Hackfleisch).

1 großes Ei

2,5 ml/½ TL Salz

175 ml/6 fl oz/1 kleine Dose Kondensmilch

2,5 ml/½ TL gemahlener Piment

25 g/1 oz/2 EL Margarine

Alle Zutaten bis auf die Margarine gut verrühren. 12 gleich große Kugeln formen. Erhitzen Sie eine Mikrowellen-Bräunungsschale, wie entweder auf Seite 14 oder in der Anleitung beschrieben, die mit Ihrer Schale oder Mikrowelle geliefert wird. Fügen Sie die Margarine hinzu und schwenken Sie die Form mit durch Ofenhandschuhe geschützten Händen, bis der Boden vollständig bedeckt ist. An dieser Stelle wird es auch brutzeln. Die Fleischbällchen hinzugeben und sofort wenden, damit sie rundum braun werden. Mit Frischhaltefolie (Plastikfolie) abdecken und zweimal aufschlitzen, damit der Dampf entweichen kann. 9½ Minuten auf Vollgas garen, dabei die Schüssel viermal wenden. Vor dem Servieren 3 Minuten stehen lassen.

Schweinebraten mit Kruste

Eine überraschend knusprige Haut auf dem Schweinefleisch aufgrund der langen Garzeit des Fleisches.

Wählen Sie ein Beinstück, das 175 g/6 oz pro Person erlaubt. Die Haut mit einem Messer tief einritzen und dick mit Salz und leichter mit Paprika bestreuen. Legen Sie den Braten mit der Hautseite nach oben auf einen speziellen Mikrowellenuntersetzer, der in einer großen Schüssel steht. Mit einem Stück Backpapier abdecken. Öffnen Sie den Braten so, lassen Sie 9 Minuten pro 450 g/1 lb zu. Wenden Sie das Gericht alle 5 Minuten, um es gleichmäßig zu garen, und schützen Sie Ihre Hände mit Ofenhandschuhen. Nach der Hälfte der Garzeit 6 Minuten ruhen lassen. Am Ende der Garzeit das Bratenstück auf ein

Tranchierbrett legen und mit Folie in doppelter Dicke abdecken. Vor dem Tranchieren 8 Minuten stehen lassen und mit Gemüse und Salbei-Zwiebel-Füllung servieren.

Schweinebraten mit Honig

Wie Schweinebraten mit Grieben zubereiten, aber mit einer Pfanne aus 90 ml/6 EL dunklem, klarem Honig, gemischt mit 20 ml/1 EL Senf und 10 ml/2 TL Worcestershire-Sauce bestreichen, bevor sie mit Salz und Paprika bestreut wird.

Schweinekoteletts mit Rotkohl

Serviert 4

Eine Winterangelegenheit, wenn Rotkohl in Gläsern und Dosen zur Weihnachtszeit die Regale füllt. Mit Kartoffelpüree und Pastinakenpüree essen.

450 g gekochter Rotkohl
4 Tomaten, blanchiert, enthäutet und gehackt
10 ml/2 TL Salz
4 Schweinekoteletts, je 175 g/6 oz nach dem Trimmen
10 ml/2 TL Sojasauce

2,5 ml/½ TL Knoblauchsalz

2,5 ml/½ TL Paprika

15 ml/1 EL dunkler weicher brauner Zucker

Den Kohl auf dem Boden einer Auflaufform mit 20 cm Durchmesser (Dutch Oven) anrichten. Tomaten und Salz untermischen und die Koteletts darauf legen. Die Sojasauce darüber gießen und mit den restlichen Zutaten bestreuen. Mit Frischhaltefolie (Plastikfolie) abdecken und zweimal aufschlitzen, damit der Dampf entweichen kann. 15 Minuten auf voller Stufe garen, dabei die Schüssel viermal wenden. Vor dem Servieren 4 Minuten stehen lassen.

Schweinefilets nach römischer Art

Serviert 4

15 ml/1 EL Olivenöl

1 kleine Zwiebel, gehackt

1 Knoblauchzehe, zerdrückt

4 Scheiben Schweinefilet, je 125 g/4 oz, sehr dünn geschlagen

60 ml/4 EL Tomatensaft

5 ml/1 TL getrockneter Oregano

125 g/4 oz Mozzarella-Käse, in Scheiben geschnitten

30 ml/2 EL Kapern

Polenta

Gießen Sie das Öl in eine tiefe Schüssel mit 25 cm Durchmesser. 1 Minute auf Vollgas erhitzen. Zwiebel und Knoblauch unterrühren. Kochen Sie ohne Deckel 4 Minuten lang auf Vollgas und rühren Sie zweimal um. Fügen Sie das Schweinefleisch in einer Schicht zum Gericht hinzu. Ohne Deckel 2 Minuten auf Vollgas garen. Wenden und weitere 2 Minuten garen. Mit Tomatensaft und Oregano beträufeln, mit den Mozzarellascheiben belegen und mit den Kapern spicken. Mit Frischhaltefolie (Plastikfolie) abdecken und zweimal aufschlitzen, damit der Dampf entweichen kann. 2–3 Minuten auf Vollgas garen oder bis der Käse gerade schmilzt. Vor dem Servieren mit Polenta 1 Minute stehen lassen.

Schweinefilet und Gemüseauflauf

6–8 Portionen

15 ml/1 EL Sonnenblumen- oder Maisöl

1 Zwiebel, gerieben

2 Knoblauchzehen, zerdrückt

675 g Schweinefilet, in 1,5 cm dicke Scheiben geschnitten

30 ml/2 EL einfaches (Allzweck-)Mehl

5 ml/1 TL getrockneter Majoran

5 ml/1 TL fein geriebene Orangenschale

200 g/7 oz/1¾ Tassen gefrorene gemischte Erbsen und Karotten aus der Dose oder aufgetaut

200 g/7 oz/1½ Tassen Zuckermais (Mais)

300 ml/½ Pt/1¼ Tassen Roséwein

150 ml/¼ pt/2/3 Tasse heißes Wasser

5 ml/1 TL Salz

Gießen Sie das Öl in eine 2 Liter/3½ Pt/8½ Tasse große Auflaufform (Dutch Oven). Ohne Deckel 1 Minute lang auf Vollgas erhitzen. Zwiebel und Knoblauch untermischen. Kochen Sie ohne Deckel 4 Minuten lang auf Vollgas und rühren Sie zweimal um. Fügen Sie das Schweinefleisch hinzu. Decken Sie die Schüssel mit einem Teller ab und garen Sie sie 4 Minuten lang auf Vollgas. Mehl untermischen, darauf achten, dass die Fleischstücke gut bedeckt sind. Alle restlichen Zutaten außer dem Salz hinzugeben. Mit Frischhaltefolie (Plastikfolie) abdecken und zweimal aufschlitzen, damit der Dampf entweichen kann. 17 Minuten auf Vollgas garen, dabei die Schüssel viermal wenden. Lassen Sie es 5 Minuten stehen, bevor Sie es mit Salz würzen und servieren.

Chili-Schweinekoteletts

Serviert 4

4 Schweinerippchenkoteletts, je 225 g/8 oz, entfettet

10 ml/2 TL Chili- oder Cajun-Gewürz

5 ml/1 TL Knoblauchpulver

400 g/14 oz/1 große Dose rote Kidneybohnen, abgetropft

400 g/14 oz/1 große Dose gehackte Tomaten

30 ml/2 EL gehackter frischer Koriander (Koriander)

2,5 ml/½ TL Salz

Die Koteletts in einer tiefen Schüssel mit 30 cm Durchmesser anrichten. Mit Gewürzen und Knoblauchpulver bestreuen. Mit Frischhaltefolie (Plastikfolie) abdecken und zweimal aufschlitzen, damit der Dampf entweichen kann. 8 Minuten auf voller Stufe garen, dabei das Gericht zweimal wenden. Aufdecken und mit den Bohnen und Tomaten mit ihrem Saft bestreichen. Mit Koriander und Salz bestreuen. Wie zuvor abdecken und 15 Minuten lang auf voller Stufe garen, dabei dreimal wenden. Vor dem Servieren 5 Minuten stehen lassen.

Schweinefleisch mit Chutney und Mandarinen

Serviert 4

4 Schweinerippchenkoteletts, je 225 g/8 oz, entfettet

350 g/12 oz/1 große Dose Mandarinenstücke in hellem Sirup

5 ml/1 TL Paprika

20 ml/4 TL Sojasauce

45 ml/3 EL Fruchtchutney, ggf. gehackt

2 Knoblauchzehen, zerdrückt

Curryreis

Die Koteletts in einer tiefen Schüssel mit 30 cm Durchmesser anrichten. Die Mandarinen abtropfen lassen, 30 ml/2 EL des Sirups auffangen und die Früchte über die Koteletts verteilen. Den reservierten Sirup mit den restlichen Zutaten außer dem Reis verquirlen und über die Mandarinen geben. Mit Frischhaltefolie (Plastikfolie) abdecken und zweimal aufschlitzen, damit der Dampf entweichen kann. 20 Minuten auf voller Stufe garen, dabei die Schüssel viermal wenden. 5 Minuten stehen lassen, dann mit dem Reis servieren.

„Gegrillte" Rippchen

Serviert 4

1 kg fleischige Schweinerippchen oder Spareribs

50 g Butter oder Margarine

15 ml/1 EL Tomatenketchup (Katsup)

10 ml/2 TL Sojasauce

5 ml/1 TL Paprika

1 Knoblauchzehe, zerdrückt

5 ml/1 TL scharfe Chilisauce

Das Schweinefleisch waschen, trocknen und in einzelne Rippen teilen. In der größten runden flachen Schale anrichten, die bequem in die Mikrowelle passt, wobei der schmale Teil jeder Rippe zur Mitte zeigt. Mit Frischhaltefolie (Plastikfolie) abdecken und zweimal aufschlitzen, damit der Dampf entweichen kann. 10 Minuten auf voller Stufe garen, dabei die Schüssel dreimal wenden. Für den Teig die restlichen Zutaten in einer Schüssel vermischen und ohne Deckel 2 Minuten auftauen lassen. Decken Sie die Rippchen ab und gießen Sie das Fett vorsichtig ab. Mit etwa der Hälfte der Baste bestreichen. Ohne Deckel 3 Minuten auf Vollgas garen. Mit einer Zange umdrehen und mit dem restlichen Teig bestreichen. Ohne Deckel 2 Minuten auf Vollgas garen. Vor dem Servieren 3 Minuten stehen lassen.

Mit Schinken umwickelter Chicorée in Käsesoße

Serviert 4

In Belgien, seinem Ursprungsland, Chicorées au Jambon genannt. Das silbrig-weiße Gemüse, eingewickelt in Schinken und umhüllt von einer einfachen Käsesoße, ist ein gastronomisches Meisterwerk.

8 Chicorée (Belgischer Chicorée), insgesamt etwa 1 kg

150 ml/¼ pt/2/3 Tasse kochendes Wasser

15 ml/1 EL Zitronensaft

8 große Scheiben gekochter Schinken

600 ml/1 Pt/2½ Tassen Milch

50 g Butter oder Margarine

45 ml/3 EL einfaches (Allzweck-)Mehl

175 g/6 oz/1½ Tassen Edamer Käse, gerieben

Salz und frisch gemahlener Pfeffer

Chips (Pommes), zum Servieren

Schneiden Sie den Chicorée ab, entfernen Sie alle gequetschten oder beschädigten äußeren Blätter und schneiden Sie ein kegelförmiges Stück von der Basis jedes Blattes ab, um einen bitteren Geschmack zu vermeiden. Ordnen Sie die Köpfe wie Speichen eines Rades in einer tiefen Schale mit 30 cm Durchmesser an. Mit Wasser und Zitronensaft bestreichen. Mit Frischhaltefolie (Plastikfolie) abdecken und zweimal aufschlitzen, damit der Dampf entweichen kann. 14 Minuten auf voller

Stufe garen, dabei die Schüssel zweimal wenden. 5 Minuten stehen lassen, dann gründlich abtropfen lassen. Waschen und trocknen Sie das Geschirr. Wenn der Chicorée lauwarm ist, jeweils eine Schinkenscheibe umwickeln und wieder auf den Teller legen. Geben Sie die Milch in einen Krug und erhitzen Sie sie ohne Deckel 3 Minuten lang auf Voll. Butter oder Margarine in eine 1,2-Liter-Schüssel geben und 1 Minute lang auf Vollgas schmelzen. Mehl einrühren, dann nach und nach die heiße Milch unterrühren. Ohne Deckel 5–6 Minuten auf Vollgas garen, jede Minute umrühren, um eine glatte Konsistenz zu gewährleisten. bis die Sauce sprudelt und eingedickt ist. Den Käse untermischen und abschmecken. Gleichmäßig über Chicorée und Schinken gießen. Mit einem Teller abdecken und 3 Minuten auf Vollgas erhitzen. 3 Minuten stehen lassen. Herkömmlich unter dem heißen Grill (Broiler) anbraten, nach Belieben mit Pommes servieren.

Schweinerippchen in klebriger Orangen-Barbecue-Sauce

Serviert 4

1 kg fleischige Schweinerippchen oder Spareribs

30 ml/2 EL Zitronensaft

30 ml/2 EL Sojasauce

5 ml/1 TL japanisches Wasabi-Pulver

15 ml/1 EL Worcestersauce

300 ml/½ pt/1¼ Tassen frisch gepresster Orangensaft

30 ml/2 EL dunkle Orangenmarmelade

10 ml/2 TL hergestellter Senf

1 Knoblauchzehe, zerdrückt

Chinesische Nudeln, gekocht, zum Servieren

Ein paar Orangenschnitze zum Garnieren

Legen Sie die Rippchen in eine große flache Schüssel. Mit Frischhaltefolie (Plastikfolie) abdecken und zweimal aufschlitzen, damit der Dampf entweichen kann. 7 Minuten auf Vollgas garen, dabei die Schüssel zweimal wenden. Das Fett aufdecken und vorsichtig abgießen. Die restlichen Zutaten außer den Nudeln verquirlen und über die Rippchen gießen. Mit Küchenpapier locker abdecken und 20 Minuten auf Vollgas garen, dabei die Form viermal wenden und jedes Mal mit Soße begießen. Essen Sie mit gekochten chinesischen Nudeln und Orangenschnitzen, die separat serviert werden.

Steak und Pilzpudding

Serviert 4

Dieser alte englische Schatz funktioniert in der Mikrowelle wie ein Traum, wobei sich das Talgkrustengebäck (Paste) genau so verhält, wie es sollte. Der Trick besteht darin, vorgekochtes Fleisch zu verwenden, wie zum Beispiel einen hausgemachten Eintopf oder Dosenfleisch, denn rohe Fleischwürfel neigen dazu, in der Mikrowelle hart zu werden, wenn sie mit Flüssigkeit gekocht werden.

Für das Gebäck:

175 g/6 oz/1½ Tassen selbstaufgehendes (selbstaufgehendes) Mehl
2,5 ml/½ TL Salz
50 g/2 oz/½ Tasse zerkleinertes Rindfleisch oder vegetarischer Talg
90 ml/6 EL kaltes Wasser

Für die Füllung:

450 g gedünstetes Fleisch mit Soße

125 g Champignons

Für den Teig Mehl und Salz in eine Schüssel sieben und mit dem Talg vermischen. Mit einer Gabel so viel Wasser einrühren, dass ein weicher, aber geschmeidiger Teig entsteht. Leicht kneten, bis eine glatte Masse entsteht, dann auf einer bemehlten Fläche zu einem Kreis von 30 cm/12 Zoll ausrollen. Schneiden Sie ein keilförmiges Viertel aus und reservieren Sie es für den Deckel. Fetten Sie eine 900 ml/1½ pt/3¾ Tasse große Puddingform gründlich ein und legen Sie den Teig damit aus, indem Sie ihn über den Boden und die Seiten streichen, bis er den inneren Rand oben in der Schüssel erreicht, und drücken Sie alle Falten mit den Fingerspitzen aus. Versiegeln Sie die Fugen, indem Sie sie mit angefeuchteten Fingern zusammendrücken.

Für die Füllung das geschmorte Fleisch und die Pilze zusammen erhitzen, entweder in der Mikrowelle oder konventionell. Abkühlen lassen. In die mit Teig ausgelegte Schüssel geben. Den beiseitegelegten Teig zu einem Deckel ausrollen, den Rand anfeuchten und auf den Teig legen, zum Versiegeln zusammendrücken. Mit Frischhaltefolie (Plastikfolie) abdecken und zweimal aufschlitzen, damit der Dampf entweichen kann. 7 Minuten auf Vollgas backen, bis der Teig gut aufgegangen ist. 3 Minuten stehen lassen, dann zum Servieren auf Teller verteilen.

Steak und Nierenpudding

Serviert 4

Zubereiten wie Steak-Pilz-Pudding, aber 450 g gemischtes geschmortes Steak und Niere verwenden.

Steak und Kastanienpudding

Serviert 4

Zubereiten wie Steak-Pilz-Pudding, aber die Champignons durch ganze Kastanien ersetzen.

Steak und eingelegter Walnusspudding mit Pflaumen

Serviert 4

Zubereiten wie für Steak und Mushroom Pudding, aber die Champignons durch 4 eingelegte Walnüsse, geviertelt, und 8 entsteinte (entkernte) Pflaumen ersetzen.

Südamerikanisches „gehacktes" Fleisch

Serviert 4

2 Zwiebeln, fein gehackt oder gerieben
275 g/10 oz geschälter Kürbis, Butternusskürbis oder ungeschälte Zucchini (Zucchini), gewürfelt
1 große Tomate, blanchiert, gehäutet und gehackt
450 g/1 lb/4 Tassen grob gehacktes (gehacktes) Rindfleisch
5–10 ml/1–2 TL Salz
Brasilianischer Reis

Gemüse und Hackfleisch in eine Auflaufform mit 20 cm Durchmesser (Dutch Oven) geben. Mit Frischhaltefolie (Plastikfolie) abdecken und zweimal aufschlitzen, damit der Dampf entweichen kann. 10 Minuten auf voller Stufe garen, dabei die Schüssel dreimal wenden. Aufdecken und gründlich zerdrücken, um das Fleisch aufzubrechen. Mit einem Teller abdecken und 5 Minuten auf voller Stufe garen, dabei einmal umrühren. 3 Minuten stehen lassen und mit Salz abschmecken. Das Fleisch wird in seiner unverdickten Soße eine ziemlich lockere Konsistenz haben. Mit brasilianischem Reis servieren.

Brasilianisches gehacktes Fleisch mit Eiern und Oliven

Serviert 4

Zubereiten wie südamerikanisches Hackfleisch, jedoch Kürbis, Zucchini oder Zucchini weglassen. 60 ml/4 EL Brühe zur Fleischmasse geben. Reduzieren Sie die anfängliche Garzeit auf 7 Minuten. Nach dem Stehen 3 hart gekochte (hart gekochte) Eierschnitze und 12 entkernte (entsteinte) grüne Oliven einrühren.

Das Reuben-Sandwich

2 dient

Wie jeder Nordamerikaner bezeugen wird, ist das offene Reuben Sandwich ein Festmahl, das von Feinkostläden von New York bis Kalifornien hergestellt wird.

2 große Scheiben Schwarz- oder Roggenbrot

Mayonnaise

175 g/6 oz gepökeltes Rindfleisch, Pastrami oder Brisket, in dünne Scheiben geschnitten

175 g Sauerkraut, abgetropft

4 große dünne Scheiben Greyerzer (Schweizer) oder Emmentaler

Das Brot mit Mayonnaise bestreichen und die Scheiben nebeneinander auf einen großen Teller legen. Ohne Deckel 1½ Minuten lang auftauen. Jeweils gleichmäßig mit dem Rindfleisch bedecken und mit dem Sauerkraut belegen und mit einem Pfannenwender leicht andrücken. Mit dem Käse bedecken. 1½ – 2 Minuten auf Vollgas garen, bis der Käse schmilzt. Gleich essen.

Rindfleisch Chow Mein

Serviert 4

Zubereiten wie Chicken Chow Mein, aber das Hähnchen durch Rindfleisch ersetzen.

Rindfleisch-Chop-Suey

Serviert 4

Bereiten Sie es wie Chicken Chop Suey vor, aber ersetzen Sie das Huhn durch Rindfleisch.

Auberginen- und Rindfleischauflauf

Serviert 6

Diese Spezialität aus Louisiana ist ein Genuss für alle und wird von den Einheimischen genossen.

4 Auberginen (Auberginen)

10 ml/2 TL Salz

45 ml/3 EL kochendes Wasser

1 Zwiebel, fein gerieben

450 g/1 lb/4 Tassen mageres Hackfleisch (Hackfleisch).

75 g/3 oz/1½ Tassen frische weiße Semmelbrösel

1,5–2,5 ml/¼–½ TL Paprikasoße

Salz und frisch gemahlener Pfeffer

25 g/1 oz/2 EL Butter

250 g/8 oz/2¼ Tassen Amerikanischer Langkornreis, gekocht

Auberginen schälen, kappen und schälen und das Fruchtfleisch würfeln. In eine große Schüssel oder Schale geben und mit Salz und kochendem Wasser vermischen. Mit Frischhaltefolie (Plastikfolie) abdecken und zweimal aufschlitzen, damit der Dampf entweichen kann. 14 Minuten auf Vollgas garen. 2 Minuten stehen lassen. Gründlich abtropfen lassen, dann in einen Mixer oder eine Küchenmaschine geben und zu einem Püree verarbeiten. Fetten Sie eine flache Schüssel gründlich ein. Auberginenpüree, Zwiebel, Rindfleisch, die Hälfte der Semmelbrösel, die Pfeffersauce und Salz und frisch gemahlenen schwarzen Pfeffer nach Geschmack mischen. In der Auflaufform verteilen. Mit den restlichen Semmelbröseln bestreuen, dann mit Butterflöckchen bestreuen. Ohne Deckel 10 Minuten auf Vollgas garen. Vor dem Servieren kurz unter einem heißen Grill (Broiler) grillen, falls gewünscht, um die Oberseite knusprig zu machen. Mit dem Reis servieren.

Fleischbällchen-Curry

Serviert 8

675 g/1½ lb/6 Tassen mageres Hackfleisch (Hackfleisch).

50 g/2 oz/1 Tasse frische weiße Semmelbrösel

1 Knoblauchzehe, zerdrückt

1 großes Ei, geschlagen

300 ml/10 fl oz/1 Dose kondensierte Tomatensuppe

6 Tomaten

10 ml/2 TL Sojasauce

15–30 ml/1–2 EL mildes Currypulver

15 ml/1 EL Tomatenpüree (Paste)

1 Rinderbrühwürfel

75 ml/5 EL Mango-Chutney

Gekochter Reis oder Kartoffelpüree zum Servieren

Rindfleisch, Semmelbrösel, Knoblauch und Ei vermischen. 16 Kugeln formen und um den Rand einer tiefen Schüssel mit 25 cm Durchmesser legen. Die restlichen Zutaten mischen und über die Frikadellen geben. Mit Frischhaltefolie (Plastikfolie) abdecken und zweimal aufschlitzen, damit der Dampf entweichen kann. 18 Minuten auf voller Stufe garen, dabei die Schüssel viermal wenden. 5 Minuten stehen lassen. Decken Sie die Fleischbällchen auf und begießen Sie sie mit der Sauce. Unbedeckt lassen und weitere 1½–2 Minuten auf Vollgas erhitzen. Mit gekochtem Reis oder Kartoffelpüree servieren.

italienische Fleischbällchen

Serviert 4

15 ml/2 EL Olivenöl

1 Zwiebel, gerieben

2 Knoblauchzehen, zerdrückt

450 g/1 lb/4 Tassen mageres Hackfleisch (Hackfleisch).

75 ml/5 EL frische weiße Semmelbrösel

1 Ei, geschlagen

10 ml/2 TL Salz

400 g Passata (passierte Tomaten)

10 ml/2 TL dunkelbrauner Zucker

5 ml/1 TL getrocknetes Basilikum oder Oregano

Gießen Sie das Öl in eine tiefe Schüssel mit 20 cm Durchmesser. Fügen Sie die Zwiebel und den Knoblauch hinzu. Ohne Deckel 4 Minuten auf Vollgas garen. Das Fleisch mit den Semmelbröseln, dem Ei und der Hälfte des Salzes mischen. 12 kleine Kugeln formen. In das Gericht geben und unbedeckt 5 Minuten lang auf Vollgas garen, dabei die Fleischbällchen nach der Hälfte der Garzeit wenden. Stehen, während Passata, Zucker, Oregano und restliches Salz vermengt werden. Über die Frikadellen gießen. Mit Frischhaltefolie (Plastikfolie) abdecken und zweimal aufschlitzen, damit der Dampf entweichen kann. 10 Minuten auf voller Stufe garen, dabei die Schüssel dreimal wenden. Vor dem Servieren 3 Minuten stehen lassen.

Schnelle Paprika-Fleischbällchen

Für 4–6 Portionen

Dazu passen einfache gekochte Kartoffeln oder Pommes aus der Mikrowelle, wenn Sie es wirklich eilig haben!

450 g/1 lb/4 Tassen mageres Hackfleisch (Hackfleisch).

50 g/2 oz/1 Tasse frische weiße Semmelbrösel

1 Knoblauchzehe, zerdrückt

1 großes Ei, geschlagen

300 ml/½ pt/1¼ Tassen Passata (passierte Tomaten)

300 ml/½ pt/1¼ Tassen kochendes Wasser

30 ml/2 EL getrocknete rote und grüne (Paprika-)Pfefferflocken

10 ml/2 TL Paprika

5 ml/1 TL Kümmel (optional)

10 ml/2 TL dunkelbrauner Zucker

5 ml/1 TL Salz

150 ml/5 oz/2/3 Tasse Sauerrahm

Fleisch, Semmelbrösel, Knoblauch und Ei mischen. Zu 12 Kugeln formen. Rund um den Rand einer tiefen Schüssel mit 20 cm Durchmesser anrichten. Kombinieren Sie die Passata mit dem Wasser. Pfefferflocken, Paprika, Kümmel, falls verwendet, und Zucker unterrühren. Über die Fleischbällchen geben. Mit Frischhaltefolie (Plastikfolie) abdecken und zweimal aufschlitzen, damit der Dampf entweichen kann. 15 Minuten auf voller Stufe garen, dabei die Schüssel dreimal wenden. 5 Minuten stehen lassen, dann aufdecken und Salz und Sauerrahm einrühren. Ohne Deckel 2 Minuten lang auf Vollgas erhitzen.

Kräuter-Rindfleisch-Buffet-Scheibe

Serviert 8

900 g/2 lb/8 Tassen gehacktes (gehacktes) Rindfleisch

2 große Eier, geschlagen

1 Rinderbrühwürfel

1 kleine Zwiebel, fein gerieben

60 ml/4 EL einfaches (Allzweck-)Mehl

45 ml/3 EL Tomatenketchup (Katsup)

10 ml/2 TL getrocknete gemischte Kräuter

10 ml/2 TL Sojasauce

Minzblätter und geschälte Orangenscheiben zum Garnieren

Alle Zutaten bis auf die Sojasauce gut vermischen. In einer gefetteten rechteckigen Form von 1¼ Liter/2 pt/5 Tassen in Form einer Kastenform (Pfanne) verteilen. Die Oberseite mit der Sojasauce bestreichen. Mit Frischhaltefolie (Plastikfolie) abdecken und zweimal aufschlitzen, damit der Dampf entweichen kann. 10 Minuten lang garen, dann 5 Minuten in der Mikrowelle stehen lassen. Auf Auftauen weitere 12 Minuten garen, dabei die Form viermal wenden. 5 Minuten stehen lassen, dann das überschüssige Fett und die Säfte freilegen und vorsichtig abtropfen lassen, die für Saucen und Soßen verwendet werden können. Kalt stellen, dann vorsichtig auf eine Servierplatte geben und mit den Minzblättern und Orangenscheiben garnieren. Aufgeschnitten servieren.

Erdnussrindfleisch nach malaysischer Art mit Kokosnuss

Serviert 4

2 Zwiebeln, fein gehackt

1 Knoblauchzehe, zerdrückt

450 g/1 lb/4 Tassen extra mageres Hackfleisch (Hackfleisch).

125 g/4 oz/½ Tasse knusprige Erdnussbutter

45 ml/3 EL Kokosraspeln

2,5 ml/½ TL Paprikasoße

15 ml/1 EL Sojasauce

2,5 ml/½ TL Salz

300 ml/½ pt/1¼ Tassen kochendes Wasser

175 g Reis, gekocht

Orientalische Gurken zum Garnieren (optional)

Zwiebeln, Knoblauch und Rindfleisch in eine 1,5-Liter-Auflaufform (Dutch Oven) geben. Mit einer Gabel gut vermischen und darauf achten, dass das Rindfleisch gründlich zerteilt wird. Mit Frischhaltefolie (Plastikfolie) abdecken und zweimal aufschlitzen, damit der Dampf entweichen kann. 8 Minuten auf voller Stufe garen, dabei das Gericht zweimal wenden. Alle restlichen Zutaten außer dem Reis aufdecken und unterrühren. Wie zuvor zudecken und weitere 8 Minuten auf Vollgas garen, dabei dreimal wenden. 3 Minuten stehen lassen. Aufdecken und umrühren, dann mit gekochtem Reis und orientalischen Gurken servieren, falls gewünscht.

Speedy Beef und Mayonnaise Laib

Serviert 6

Ein super Hauptgericht für eine Dinnerparty, luxuriöser, als Sie es von einem so schnell zubereiteten Gericht erwarten würden.

750 g/1½ lb/6 Tassen mageres Hackfleisch (Hackfleisch).
15 ml/1 EL getrocknete rote und grüne (Paprika-)Pfefferflocken
15 ml/1 EL fein gehackte Petersilie
7,5 ml/1½ TL Zwiebelsalz
30 ml/2 EL einfaches (Allzweck-)Mehl
60 ml/4 EL dicke Mayonnaise
7,5 ml/1½ TL Senfpulver
5 ml/1 TL Sojasauce

Fetten Sie eine tiefe Schüssel mit 20 cm Durchmesser gründlich ein. Das Rindfleisch mit allen restlichen Zutaten mischen und glatt in der Form verteilen. Mit Frischhaltefolie (Plastikfolie) abdecken und zweimal aufschlitzen, damit der Dampf entweichen kann. 12 Minuten auf voller Stufe garen, dabei die Schüssel viermal wenden. 5 Minuten stehen lassen, dann den Laib mit zwei Pfannenwendern aus der Form heben, dabei das Fett zurücklassen. Auf eine vorgewärmte Servierplatte geben und zum Servieren in sechs Keile schneiden.

Rindfleisch in Rotwein gekocht

Serviert 4

Ein elegantes und stilvolles Gericht, besonders wenn es mit klassischem Makkaroni-Käse oder Savoyer Kartoffeln und vielleicht Artischockenherzen aus der Dose serviert wird, die in etwas Butter aufgewärmt werden.

30 ml/2 EL Butter oder Margarine

2 große Zwiebeln, gerieben

1 Knoblauchzehe, zerdrückt

125 g Champignons, in dünne Scheiben geschnitten

450 g Rumpsteak, in kleine Würfel geschnitten

15 ml/1 EL Tomatenpüree (Paste)

15 ml/1 EL gehackte Petersilie

15 ml/1 EL Speisestärke (Maisstärke)

5 ml/1 TL starker Senf

300 ml/½ pt/1¼ Tassen trockener Rotwein

5 ml/1 TL Salz

Butter oder Margarine in eine Auflaufform mit 20 cm Durchmesser (Dutch Oven) geben. Unbedeckt auf dem Auftauen 1–1½ Minuten schmelzen. Zwiebeln, Knoblauch und Champignons unterrühren. Ohne Deckel 5 Minuten auf Vollgas garen. Das Steak einrühren, dann die Mischung an den Rand der Form schieben, um einen Ring zu bilden, wobei in der Mitte eine kleine Mulde verbleibt. Mit einem Teller abdecken und 5 Minuten auf Vollgas garen. In der Zwischenzeit Tomatenpüree, Petersilie, Speisestärke und Senf vermischen. Mit etwas Rotwein glatt pürieren, dann den Rest unterrühren. Vorsichtig unter die Steakmischung mischen. Mit einem Teller abdecken und 5 Minuten auf Vollgas garen, dabei zweimal umrühren. 3 Minuten stehen lassen. Salz einrühren, dann servieren.

Käsefondue

Serviert 6

Das in der Schweiz geborene Käsefondue ist der Après-Ski-Liebling der Alpenorte oder überall sonst mit tiefem Schnee auf hohen Gipfeln. Das Brot in einen gemeinschaftlichen Topf mit aromatischem Schmelzkäse zu tunken ist eine der geselligsten, unterhaltsamsten und entspannendsten Arten, ein Essen mit Freunden zu genießen, und dafür gibt es keinen besseren Küchenhelfer als die Mikrowelle. Für eine authentische Atmosphäre mit kleinen Spritzern Kirsch und einer Tasse heißem Zitronentee servieren.

1–2 Knoblauchzehen, geschält und halbiert

175 g/6 oz/1½ Tassen Emmentaler, gerieben

450 g Gruyère (Schweizer) Käse, gerieben

15 ml/1 EL Speisestärke (Maisstärke)

300 ml/½ Pt/1¼ Tassen Moselwein

5 ml/1 TL Zitronensaft

30 ml/2 EL Kirsch

Salz und frisch gemahlener schwarzer Pfeffer

Gewürfeltes französisches Brot zum Dippen

Drücken Sie die geschnittenen Seiten der Knoblauchhälften gegen die Seiten eines tiefen 2,5-Liter-/4½-Pt-/11-Tassen-Glases oder einer Keramikschale. Alternativ, für einen stärkeren Geschmack, den Knoblauch direkt in die Schüssel pressen. Beide Käsesorten,

Speisestärke, Wein und Zitronensaft hinzugeben. Ohne Deckel 7–9 Minuten auf Vollgas garen, dabei viermal umrühren, bis das Fondue leicht zu sprudeln beginnt. Aus der Mikrowelle nehmen und den Kirsch untermischen. Nach Geschmack gut würzen. Bringen Sie das Gericht auf den Tisch und essen Sie, indem Sie einen Brotwürfel auf eine lange Fonduegabel spießen, ihn in der Käsemischung herumwirbeln und dann herausheben.

Fondue mit Cidre

Serviert 6

Wie Käsefondue zubereiten, aber den Wein durch Cidre und den Kirsch durch Calvados ersetzen und Rotapfelwürfel sowie die Brotwürfel zum Dippen servieren.

Fondue mit Apfelsaft

Serviert 6

Ein alkoholfreies Fondue mit mildem Geschmack und für jedes Alter geeignet.

Zubereitung wie Käsefondue, aber Wein durch Apfelsaft ersetzen und Kirsch weglassen. Eventuell mit etwas heißem Wasser verdünnen.

Rosa Fondue

Serviert 6

Zubereiten wie für Käsefondue, aber jeweils 200 g/7 oz/1¾ Tassen weißen Cheshire-Käse, Lancashire-Käse und Caerphilly-Käse durch Emmentaler- und Gruyère-Käse (Schweizer Käse) und Roséwein durch Weißwein ersetzen.

Rauchiges Fondue

Serviert 6

Wie Käsefondue zubereiten, aber die Hälfte des Greyerzer Käses durch 200 g/7 oz/1¾ Tassen geräucherten Käse ersetzen. Die Emmentalermenge bleibt unverändert.

Deutsches Bierfondue

Serviert 6

Wie Käsefondue zubereiten, aber Wein durch Bier und Kirsch durch Brandy ersetzen.

Fondue mit Feuer

Serviert 6

Wie Käsefondue zubereiten, aber 2–3 rote Chilischoten, entkernt und sehr fein gehackt, direkt nach der Speisestärke (Maisstärke) hinzufügen.

Curry-Fondue

Serviert 6

Wie Käsefondue zubereiten, jedoch 10–15 ml/2–3 TL milde Currypaste mit den Käsesorten zugeben und den Kirsch durch Wodka ersetzen. Verwenden Sie zum Dippen erwärmtes indisches Brot.

Fonduta

Für 4–6 Portionen

Eine italienische Version von Käsefondue, außerordentlich üppig.

Wie Käsefondue zubereiten, aber Gruyère (Schweizer) und Emmentaler durch italienischen Fontina-Käse, Mosel durch trockenen italienischen Weißwein und Kirsch durch Marsala ersetzen.

Scheinkäse und Tomatenfondue

Für 4–6 Portionen

225 g/8 oz/2 Tassen reifer Cheddar-Käse, gerieben

125 g Lancashire- oder Wensleydale-Käse, zerkrümelt

300 ml/10 fl oz/1 Dose kondensierte Tomatensuppe

10 ml/2 TL Worcestersauce

Ein Schuss scharfe Paprikasauce

45 ml/3 EL trockener Sherry

Aufgewärmtes Ciabattabrot zum Servieren

Geben Sie alle Zutaten außer dem Sherry in ein 1,25-Liter-Glas oder eine Keramikschale. Ohne Deckel auf Auftauen 7–9 Minuten kochen, dabei drei- bis viermal umrühren, bis das Fondue glatt eingedickt ist. Aus der Mikrowelle nehmen und den Sherry einrühren. Mit Stücken von warmem Ciabatta-Brot essen.

Scheinkäse- und Sellerie-Fondue

Für 4–6 Portionen

Zubereiten wie Mock Cheese and Tomato Fondue, aber die Tomatensuppe durch kondensierte Selleriesuppe ersetzen und mit Gin statt Sherry abschmecken.

Italienisches Käse-, Sahne- und Eierfondue

Für 4–6 Portionen

1 Knoblauchzehe, zerdrückt

50 g/2 oz/¼ Tasse ungesalzene (süße) Butter bei Küchentemperatur

450 g Fontina-Käse, gerieben

60 ml/4 EL Speisestärke (Maisstärke)

300 ml/½ Pt/1¼ Tassen Milch

2,5 ml/½ TL geriebene Muskatnuss

Salz und frisch gemahlener schwarzer Pfeffer

150 ml/¼ pt/2/3 Tasse Schlagsahne

2 Eier, geschlagen

Gewürfeltes italienisches Brot zum Servieren

Geben Sie Knoblauch, Butter, Käse, Speisestärke, Milch und Muskatnuss in eine tiefe 2,5-Liter-Glas- oder Tonschale. Nach Geschmack würzen. Ohne Deckel 7–9 Minuten auf Vollgas garen, dabei viermal umrühren, bis das Fondue leicht zu sprudeln beginnt. Aus der Mikrowelle nehmen und die Sahne unterrühren. Ohne Deckel 1 Minute auf Vollgas garen. Aus der Mikrowelle nehmen und nach und nach die Eier unterschlagen. Mit italienischem Brot zum Dippen servieren.

Holländisches Bauernfondue

Für 4–6 Portionen

Ein weiches und sanftes Fondue, mild genug für Kinder.

1 Knoblauchzehe, zerdrückt

15 ml/1 EL Butter

450 g Gouda-Käse, gerieben

15 ml/1 EL Speisestärke (Maisstärke)

20 ml/4 TL Senfpulver

Eine Prise geriebene Muskatnuss

300 ml/½ Pt/1¼ Tasse Vollmilch

Salz und frisch gemahlener schwarzer Pfeffer

Brotwürfel zum Servieren

Alle Zutaten in ein tiefes 2,5 Liter/4½ pt/11 Tassen Glas oder eine Keramikschale geben und nach Geschmack gut würzen. Ohne Deckel 7–9 Minuten auf Vollgas garen, dabei viermal umrühren, bis das Fondue leicht zu sprudeln beginnt. Bringen Sie das Gericht auf den Tisch und essen Sie, indem Sie einen Brotwürfel auf eine lange

Fonduegabel spießen, ihn in der Käsemischung herumwirbeln und dann herausheben.

Bauernfondue mit Pfiff

Für 4–6 Portionen

Zubereitung wie Dutch Farmhouse Fondue, jedoch nach dem Kochen 30–45 ml/2–3 EL Genever (holländischer Gin) unterrühren.

Gebackenes Ei im Flamenco-Stil

Dient 1

Geschmolzene Butter oder Margarine

1 kleine Tomate, blanchiert, gehäutet und gehackt

2 Frühlingszwiebeln (Frühlingszwiebeln), gehackt

1–2 gefüllte Oliven, in Scheiben geschnitten

5 ml/1 TL Öl

15 ml/1 EL gekochter Schinken, fein gehackt

1 Ei

Salz und frisch gemahlener schwarzer Pfeffer

15 ml/1 EL Doppelrahm oder Crème fraîche

5 ml/1 TL sehr fein gehackte Petersilie, Schnittlauch oder Koriander (Koriander)

Streichen Sie eine kleine Auflaufform (Puddingbecher) oder eine einzelne Souffléform mit geschmolzener Butter oder Margarine aus. Tomaten, Frühlingszwiebeln, Oliven, Öl und Schinken zugeben. Mit einer Untertasse abdecken und 1 Minute auf Vollgas erhitzen. Schlagen Sie das Ei vorsichtig ein und stechen Sie das Eigelb zweimal mit einem Spieß oder der Spitze eines Messers ein. Nach Geschmack gut würzen. Mit der Sahne bestreichen und mit den Kräutern bestreuen. Wie zuvor abdecken und 3 Minuten auf Auftauen garen. Vor dem Essen 1 Minute stehen lassen.

Brot-und-Butter-Käse und Petersilienpudding

Für 4–6 Portionen

4 große Scheiben Weißbrot

50 g/2 oz/¼ Tasse Butter, Küchentemperatur

175 g/6 oz/1½ Tassen orangefarbener Cheddar-Käse

45 ml/3 EL gehackte Petersilie

600 ml/1 Pt/2½ Tassen kalte Milch

3 Eier

5 ml/1 TL Salz

Paprika

Das Brot mit der Butter bestreichen und jede Scheibe in vier Quadrate schneiden. Buttern Sie eine 1,75-Liter-/3-Pt-/7½-Tassen-Schüssel gründlich ein. Die Hälfte der Brotquadrate mit der gebutterten Seite nach oben auf dem Boden der Form verteilen. Mit zwei Dritteln des Käses und der ganzen Petersilie bestreuen. Das restliche Brot mit der gebutterten Seite nach oben darauf verteilen. Gießen Sie die Milch in einen Krug und erwärmen Sie sie ohne Deckel 3 Minuten lang auf Vollgas. Die Eier schaumig schlagen, dann nach und nach die Milch einrühren. Salz einrühren. Vorsichtig über Brot und Butter gießen. Den restlichen Käse darüber streuen und mit Paprikapulver bestäuben. Mit Küchenpapier abdecken und 30 Minuten auftauen lassen. 5 Minuten stehen lassen, dann vor dem Servieren nach Belieben unter einem heißen Grill (Broiler) bräunen.

Brot-und-Butter-Käse und Petersilienpudding mit Cashewnüssen

Für 4–6 Portionen

Zubereiten wie Brot-und-Butter-Käse-Petersilie-Pudding, jedoch 45 ml/3 EL Cashewnüsse, geröstet und grob gehackt, mit dem Käse und der Petersilie hinzufügen.

Vier-Käse-Brot und Butterpudding

Für 4–6 Portionen

Wie Brot- und Butterkäse und Petersilienpudding zubereiten, aber eine Mischung aus geriebenem Cheddar, Edamer, Red Leicester und zerbröckeltem Stilton-Käse verwenden. Ersetzen Sie die Petersilie durch vier gehackte eingelegte Zwiebeln.

Käse- und Eierkuchen

Serviert 4

300 ml/10 fl oz/1 Dose kondensierte Pilzsuppe

45 ml/3 EL einfache (helle) Sahne

125 g/4 oz/1 Tasse Roter Leicester-Käse, gerieben

4 heiße geröstete Crumpets

4 frisch pochierte Eier

Suppe, Sahne und die Hälfte des Käses in eine 900-ml-Schüssel geben. Ohne Deckel 4–5 Minuten lang auf Vollgas erhitzen, bis es heiß und glatt ist, dabei jede Minute schlagen. Jedes Crumpet auf einen vorgewärmten Teller legen und mit einem Ei belegen. Mit der Pilzmischung bestreichen, mit dem restlichen Käse bestreuen und einzeln etwa 1 Minute lang auf Vollgas erhitzen, bis der Käse geschmolzen ist und Blasen wirft. Gleich essen.

Umgedrehter Käse- und Tomatenpudding

Serviert 4

225 g/8 oz/2 Tassen selbstaufgehendes (selbstaufgehendes) Mehl

5 ml/1 TL Senfpulver

5 ml/1 TL Salz

125 g Butter oder Margarine

125 g/4 oz/1 Tasse Edamer- oder Cheddar-Käse, gerieben

2 Eier, geschlagen

150 ml/¼ pt/2/3 Tasse kalte Milch

4 große Tomaten, blanchiert und enthäutet und gehackt

15 ml/1 EL gehackte Petersilie oder Koriander (Koriander)

Fetten Sie eine tiefe runde 1,75-Liter-Puddingform mit Butter ein. Mehl, Senfpulver und 2,5 ml/½ TL Salz in eine Schüssel sieben. Butter oder Margarine fein einreiben, dann den Käse unterheben. Mit den Eiern und der Milch zu einer weichen Konsistenz verrühren. Glatt in das vorbereitete Becken streichen. Ohne Deckel 6 Minuten auf Vollgas garen. Die Tomaten mit dem restlichen Salz mischen. In eine flache Schüssel geben und mit einem Teller abdecken. Den Pudding aus dem Ofen nehmen und vorsichtig in eine flache Schüssel stürzen. Mit Küchenpapier abdecken und weitere 2 Minuten auf Vollgas garen. Aus dem Ofen nehmen und mit einem Stück Folie abdecken, um die Wärme zu speichern. Stellen Sie die Tomaten in die Mikrowelle und erhitzen Sie sie 3 Minuten lang auf Vollgas. Über den Pudding geben, mit den Kräutern bestreuen und heiß servieren.

Pizzabrötchen

Serviert 4

45 ml/3 EL Tomatenpüree (Paste)
30 ml/2 EL Olivenöl
1 Knoblauchzehe, zerdrückt
4 heiße geröstete Crumpets
2 Tomaten, in dünne Scheiben geschnitten
175 g/6 oz Mozzarella-Käse, in Scheiben geschnitten
12 schwarze Oliven

Tomatenpüree, Olivenöl und Knoblauch mischen und auf den Crumpets verteilen. Die Tomatenscheiben darauf anrichten. Mit dem Käse bedecken und mit den Oliven spicken. Eine nach der anderen für etwa 1–1½ Minuten auf Voll erhitzen, bis der Käse zu schmelzen beginnt. Gleich essen.

Ingwer-Wolfsbarsch mit Zwiebeln

Serviert 8

Eine kantonesische Spezialität und ein typisch chinesisches Buffetgericht.

2 Wolfsbarsche, je 450 g/1 lb, gereinigt, aber Köpfe dran gelassen
8 Frühlingszwiebeln (Schalenzwiebeln)
5 ml/1 TL Salz
2,5 ml/½ TL Zucker
2,5 cm/1 Stück frische Ingwerwurzel, geschält und fein gehackt
45 ml/3 EL Sojasauce

Den Fisch innen und außen waschen. Mit Küchenpapier trocknen. Machen Sie drei diagonale Schnitte mit einem scharfen Messer im Abstand von etwa 2,5 cm auf beiden Seiten jedes Fisches. Kopf an Schwanz in eine 30 3 20 cm/12 3 8 Zoll große Schüssel legen. Die Zwiebeln auf und ab schneiden, jede der Länge nach in Fäden schneiden und über den Fisch streuen. Restliche Zutaten gut vermischen und damit den Fisch bestreichen. Decken Sie die Form mit Frischhaltefolie (Plastikfolie) ab und schlitzen Sie sie zweimal auf, damit der Dampf entweichen kann. 12 Minuten auf voller Stufe garen, dabei das Gericht einmal wenden. Den Fisch auf eine Servierplatte geben und mit den Zwiebeln und Säften aus der Schüssel bestreichen.

Forellenpakete

2 dient

Profiköche nennen das truites en papillote. Die Päckchen einfach zubereiteter zarter Forellen ergeben einen raffinierten Fischgang.

2 große gesäuberte Forellen, je 450 g/1 lb, gewaschen, aber Köpfe belassen
1 Zwiebel, in dicke Scheiben geschnitten
1 kleine Zitrone oder Limette, in dicke Scheiben geschnitten
2 große getrocknete Lorbeerblätter, grob zerkrümelt
2,5 ml/½ TL Kräuter der Provence
5 ml/1 TL Salz

Bereiten Sie zwei Rechtecke aus Backpapier mit je 40 3 35 cm/16 3 14 vor. Legen Sie die Zwiebel und Zitronen- oder Limettenscheiben in die Vertiefungen des Fisches mit den Lorbeerblättern. Auf die Pergamentrechtecke legen und mit den Kräutern und dem Salz bestreuen. Wickeln Sie jede Forelle einzeln ein und legen Sie dann beide Pakete zusammen in eine flache Schüssel. 14 Minuten auf voller Stufe garen, dabei die Schüssel einmal wenden. 2 Minuten stehen lassen. Legen Sie jedes auf einen vorgewärmten Teller und öffnen Sie die Päckchen am Tisch.

Glänzender Seeteufel mit schlanken Bohnen

Serviert 4

125 g/4 oz Französische (grüne) oder Keniabohnen, getoppt und mit Schwanz

150 ml/¼ pt/2/3 Tasse kochendes Wasser

450 g Seeteufel

15 ml/1 EL Speisestärke (Maisstärke)

1,5–2,5 ml/¼–½ TL chinesisches Fünf-Gewürze-Pulver

45 ml/3 EL Reiswein oder mittlerer Sherry

5 ml/1 TL Austernsauce in Flaschen

2,5 ml/½ TL Sesamöl

1 Knoblauchzehe, zerdrückt

50 ml/2 fl oz/3½ EL heißes Wasser

15 ml/1 EL Sojasauce

Eiernudeln zum Servieren

Bohnen halbieren. In eine runde 1,25 Liter/2¼ Pt/5½ Tasse Schüssel geben. Das kochende Wasser hinzufügen. Mit Frischhaltefolie (Plastikfolie) abdecken und zweimal aufschlitzen, damit der Dampf entweichen kann. 4 Minuten auf Vollgas garen. Abgießen und beiseite stellen. Den Seeteufel waschen und in schmale Streifen schneiden. Speisestärke und Gewürzpulver mit Reiswein oder Sherry glatt rühren.

Die restlichen Zutaten unterrühren. In die Schüssel geben, in der die Bohnen gekocht wurden. Ohne Deckel 1½ Minuten auf Vollgas garen. Glatt rühren, dann die Bohnen und den Seeteufel untermischen. Decken Sie es wie zuvor ab und garen Sie es 4 Minuten lang auf Vollgas. 2 Minuten stehen lassen, dann umrühren und servieren.

Glänzende Garnelen mit Zuckerschoten

Serviert 4

Wie Shining Seeteufel mit schlanken Bohnen zubereiten, aber die Bohnen durch Zuckerschoten ersetzen und nur 2½–3 Minuten garen, da sie knusprig bleiben sollten. Ersetzen Sie den Seeteufel durch geschälte Garnelen (Garnelen).

Kabeljau aus der Normandie mit Cidre und Calvados

Serviert 4

50 g Butter oder Margarine

1 Zwiebel, sehr dünn geschnitten

3 Karotten, sehr dünn geschnitten

50 g Champignons, geputzt und in dünne Scheiben geschnitten

4 große Kabeljausteaks, je etwa 225 g/8 oz

5 ml/1 TL Salz

150 ml/¼ pt/2/3 Tasse Apfelwein

15 ml/1 EL Speisestärke (Maisstärke)

25 ml/1½ EL kaltes Wasser

15 ml/1 EL Calvados

Petersilie, zum Garnieren

Die Hälfte der Butter oder Margarine in eine tiefe Schüssel mit 20 cm Durchmesser geben. Unbedeckt 45–60 Sekunden lang auf Vollgas schmelzen. Zwiebel, Karotten und Champignons untermischen. Den Fisch in einer Schicht darauf anrichten. Mit dem Salz bestäuben. Gießen Sie den Apfelwein in die Form und bestreichen Sie die Steaks mit der restlichen Butter oder Margarine. Mit Frischhaltefolie (Plastikfolie) abdecken und zweimal aufschlitzen, damit der Dampf entweichen kann. 8 Minuten auf Vollgas garen, dabei die Schüssel viermal wenden. Kochwasser vorsichtig abgießen und aufbewahren. Speisestärke glatt mit Wasser und Calvados verrühren. Die Fischsäfte zugeben. Ohne Deckel 2–2½ Minuten auf Vollgas kochen, bis die Sauce eindickt, dabei alle 30 Sekunden umrühren. Den Fisch auf einer vorgewärmten Servierplatte anrichten und mit dem Gemüse garnieren. Mit der Sauce bestreichen und mit Petersilie garnieren.

Fisch-Paella

6–8 Portionen

Spaniens führendes Reisgericht, weltweit bekannt durch internationale Reisen.

900 g Lachsfilet ohne Haut, gewürfelt

1 Päckchen Safranpulver

60 ml/4 EL heißes Wasser

30 ml/2 EL Olivenöl

2 Zwiebeln, gehackt

2 Knoblauchzehen, zerdrückt

1 grüne (Paprika), entkernt und grob gehackt

225 g/8 oz/1 Tasse italienischer oder spanischer Risottoreis

175 g/6 oz/1½ Tassen gefrorene oder frische Erbsen

600 ml/1 pt/2½ Tassen kochendes Wasser

7,5 ml/1½ TL Salz

3 Tomaten, blanchiert, geschält und geviertelt

75 g gekochter Schinken, gewürfelt

125 g/4 oz/1 Tasse geschälte Garnelen (Garnelen)

250 g/9 oz/1 große Dose Muscheln in Salzlake

Zitronenschnitze oder -scheiben zum Garnieren

Die Lachswürfel am Rand einer Auflaufform mit 25 cm Durchmesser (Dutch Oven) anrichten und in der Mitte eine kleine Mulde lassen. Decken Sie die Form mit Frischhaltefolie (Plastikfolie) ab und schlitzen Sie sie zweimal auf, damit der Dampf entweichen kann. Auf Auftauen 10–11 Minuten garen, dabei das Gericht zweimal wenden, bis der Fisch flockig und gerade erst gar ist. Abgießen und die Flüssigkeit auffangen und den Lachs beiseite stellen. Waschen und trocknen Sie das Geschirr. Den Safran in eine kleine Schüssel leeren, das heiße Wasser hinzufügen und 10 Minuten einweichen lassen. Gießen Sie das Öl in die gereinigte Schüssel und fügen Sie die Zwiebeln, den Knoblauch und den grünen Pfeffer hinzu. Ohne Deckel 4 Minuten auf Vollgas garen. Reis, Safran und Einweichwasser, Erbsen, Lachswürfel, aufgefangene Lachsflüssigkeit, kochendes Wasser und Salz zugeben. Mischen Sie gründlich, aber vorsichtig. Wie zuvor abdecken und 10 Minuten auf Vollgas garen. 10 Minuten in der Mikrowelle stehen lassen. Auf Vollgas weitere 5 Minuten garen. Tomaten und Schinken aufdecken und vorsichtig untermischen. Mit Garnelen, Muscheln und Zitrone garnieren und servieren.

Eingelegte Heringe

Serviert 4

4 Hering, je ca. 450 g, filetiert

2 große Lorbeerblätter, grob zerkrümelt

15 ml/1 EL gemischtes Pökelgewürz

2 Zwiebeln, in Scheiben geschnitten und in Ringe getrennt

150 ml/¼ pt/2/3 Tasse kochendes Wasser

20 ml/4 TL Kristallzucker

10 ml/2 TL Salz

90 ml/6 EL Malzessig

Butterbrot zum Servieren

Jedes Heringsfilet vom Kopf bis zum Schwanzende aufrollen, Hautseiten nach innen. Rund um den Rand einer tiefen Schüssel mit 25 cm Durchmesser anrichten. Mit den Lorbeerblättern bestreuen und würzen. Die Zwiebelringe zwischen den Heringen anrichten. Die restlichen Zutaten gut vermischen und über den Fisch geben. Mit

Frischhaltefolie (Plastikfolie) abdecken und zweimal aufschlitzen, damit der Dampf entweichen kann. 18 Minuten auf Vollgas garen. Abkühlen lassen, dann kalt stellen. Essen Sie kalt mit Brot und Butter.

Moules Marinières

Serviert 4

Belgiens Nationalgericht, immer serviert mit Pommes Frites als Beilage.

900 ml/2 Pkt./5 Tassen frische Muscheln

15 g/½ oz/l EL Butter oder Margarine

1 kleine Zwiebel, gehackt

1 Knoblauchzehe, zerdrückt

150 ml/¼ pt/2/3 Tasse trockener Weißwein

1 Tütchen Bouquet garni

1 getrocknetes Lorbeerblatt, zerkrümelt

7,5 ml/1½ TL Salz

20 ml/4 TL frische weiße Semmelbrösel

20 ml/4 TL gehackte Petersilie

Waschen Sie die Muscheln unter fließendem kaltem Wasser. Entenmuscheln abkratzen und dann die Bärte abschneiden. Entsorgen Sie Muscheln mit gesprungener oder offener Schale; sie können eine Lebensmittelvergiftung verursachen. Wieder waschen. Butter oder Margarine in eine tiefe Schüssel geben. Unbedeckt auf Voll ca. 30 Sekunden schmelzen. Zwiebel und Knoblauch untermischen. Mit einem Teller abdecken und 6 Minuten auf Vollgas garen, dabei zweimal umrühren. Wein, Bouquet garni, Lorbeerblatt, Salz und Muscheln dazugeben. Zum Mischen vorsichtig umrühren. Decken Sie es wie zuvor ab und garen Sie es 5 Minuten lang auf Vollgas. Mit einem Schaumlöffel die Muscheln in vier tiefe Schüsseln oder Suppenteller geben. Semmelbrösel und die Hälfte der Petersilie in die Kochflüssigkeit einrühren, dann über die Muscheln geben. Mit der restlichen Petersilie bestreuen und sofort servieren.

Makrele mit Rhabarber und Rosinensauce

Serviert 4

Die hübsch gefärbte Süß-Sauer-Sauce gleicht die reichhaltige Makrele wunderbar aus.

350 g junger Rhabarber, grob gehackt

60 ml/4 EL kochendes Wasser

30 ml/2 EL Rosinen

30 ml/2 EL Kristallzucker

2,5 ml/½ TL Vanilleessenz (Extrakt)

Fein geriebene Schale und Saft einer halben kleinen Zitrone

4 Makrelen, gereinigt, entbeint und Köpfe weggeworfen

50 g Butter oder Margarine

Salz und frisch gemahlener schwarzer Pfeffer

Rhabarber und Wasser in eine Auflaufform (Dutch Oven) geben. Mit Frischhaltefolie (Plastikfolie) abdecken und zweimal aufschlitzen, damit der Dampf entweichen kann. 6 Minuten auf voller Stufe garen, dabei die Schüssel dreimal wenden. Den Rhabarber freilegen und zu einem Brei pürieren. Rosinen, Zucker, Vanilleessenz und Zitronenschale unterrühren, dann beiseite stellen. Falten Sie jede Makrele mit den Hautseiten zu Ihnen in der Mitte quer vom Kopf bis zum Schwanz. Butter oder Margarine und Zitronensaft in eine tiefe Schüssel mit 20 cm Durchmesser geben. 2 Minuten auf Vollgas schmelzen. Den Fisch hinzugeben und mit den geschmolzenen Zutaten bestreichen. Mit Salz und Pfeffer bestreuen. Mit Frischhaltefolie (Plastikfolie) abdecken und zweimal aufschlitzen, damit der Dampf entweichen kann. Auf Medium 14–16 Minuten garen, bis der Fisch schuppig aussieht. 2 Minuten stehen lassen. Die Rhabarbersauce auf Vollgas 1 Minute erhitzen und mit der Makrele servieren.

Hering mit Apfelweinsauce

Serviert 4

Wie Makrele mit Rhabarber-Rosinen-Sauce zubereiten, aber anstelle des Wassers Rhabarber und kochenden Apfelwein durch geschälte und entkernte Kochäpfel ersetzen. Lassen Sie die Rosinen weg.

Karpfen in gelierter Sauce

Serviert 4

1 sehr frischer Karpfen, geputzt und in 8 dünne Scheiben geschnitten

30 ml/2 EL Malzessig

3 Karotten, in dünne Scheiben geschnitten

3 Zwiebeln, in dünne Scheiben geschnitten

600 ml/1 pt/2½ Tassen kochendes Wasser

10–15 ml/2–3 TL Salz

Waschen Sie den Karpfen und weichen Sie ihn dann 3 Stunden in ausreichend kaltem Wasser mit dem hinzugefügten Essig ein, um den Fisch zu bedecken. (Dadurch wird der schlammige Geschmack entfernt.) Karotten und Zwiebeln mit kochendem Wasser und Salz in eine tiefe Schüssel mit 23 cm Durchmesser geben. Mit Frischhaltefolie (Plastikfolie) abdecken und zweimal aufschlitzen, damit der Dampf entweichen kann. 20 Minuten auf voller Stufe garen, dabei die Schüssel viermal wenden. Abgießen, Flüssigkeit auffangen. (Das

Gemüse kann anderweitig in Fischsuppe oder Pfannengerichten verwendet werden.) Gießen Sie die Flüssigkeit zurück in die Schüssel. Fügen Sie den Karpfen in einer einzigen Schicht hinzu. Decken Sie es wie zuvor ab und garen Sie es 8 Minuten lang auf voller Stufe, wobei Sie das Gericht zweimal wenden. 3 Minuten stehen lassen. Den Karpfen mit einer Fischscheibe in eine flache Schüssel geben. Abdecken und kalt stellen. Die Flüssigkeit in einen Krug umfüllen und kalt stellen, bis sie leicht geliert. Das Gelee über den Fisch geben und servieren.

Rollmops mit Aprikosen

Serviert 4

75 g/3 oz getrocknete Aprikosen

150 ml/¼ pt/2/3 Tasse kaltes Wasser

3 Rollmops mit geschnittenen Zwiebeln gekauft

150 g Crème fraîche

Gemischte Salatblätter

Knäckebrot

Aprikosen waschen und in mundgerechte Stücke schneiden. Mit dem kalten Wasser in eine Schüssel geben. Mit einem umgekehrten Teller abdecken und 5 Minuten lang auf Vollgas erhitzen. 5 Minuten stehen lassen. Abfluss. Rollmops in Streifen schneiden. Mit den Zwiebeln und der Crème fraîche zu den Aprikosen geben. Gut mischen. Zugedeckt im Kühlschrank 4–5 Stunden marinieren lassen. Auf Blattsalaten mit Knäckebrot servieren.

Pochierter Kipper

Dient 1

Die Mikrowelle stoppt den Geruch, der das Haus durchdringt, und hinterlässt den Bückling saftig und zart.

1 großer ungefärbter Bückling, ca. 450 g/1 lb
120 ml/4 fl oz/½ Tasse kaltes Wasser
Butter oder Margarine

Den Bückling kürzen, den Schwanz wegwerfen. 3–4 Stunden lang mehrmals in kaltem Wasser einweichen, um die Salzigkeit zu reduzieren, falls gewünscht, dann abtropfen lassen. Mit dem Wasser in eine große, flache Schüssel geben. Mit Frischhaltefolie (Plastikfolie) abdecken und zweimal aufschlitzen, damit der Dampf entweichen kann. 4 Minuten auf Vollgas garen. Auf einem vorgewärmten Teller mit einem Stück Butter oder Margarine servieren.

Garnelen Madras

Serviert 4

25 g/1 oz/2 EL Ghee oder 15 ml/1 EL Erdnussöl

2 Zwiebeln, gehackt

2 Knoblauchzehen, zerdrückt

15 ml/1 EL scharfes Currypulver

5 ml/1 TL gemahlener Kreuzkümmel

5 ml/1 TL Garam Masala

Saft von 1 kleinen Limette

150 ml/¼ pt/2/3 Tasse Fisch- oder Gemüsebrühe

30 ml/2 EL Tomatenpüree (Paste)

60 ml/4 EL Sultaninen (goldene Rosinen)

450 g/1 lb/4 Tassen geschälte Garnelen (Garnelen), aufgetaut, falls gefroren

175 g Langkornreis, gekocht

Papadams

Ghee oder Öl in eine tiefe Schüssel mit 20 cm Durchmesser geben. Ohne Deckel 1 Minute lang auf Vollgas erhitzen. Zwiebeln und Knoblauch gründlich untermischen. Ohne Deckel 3 Minuten auf Vollgas garen. Currypulver, Kreuzkümmel, Garam Masala und Limettensaft dazugeben. Kochen Sie ohne Deckel 3 Minuten lang auf Vollgas und rühren Sie zweimal um. Brühe, Tomatenpüree und Sultaninen dazugeben. Mit einem umgedrehten Teller abdecken und 5 Minuten auf Vollgas garen. Falls nötig, die Garnelen abtropfen lassen, dann in die Schüssel geben und umrühren, um sie zu kombinieren. Ohne Deckel 1½ Minuten auf Vollgas garen. Mit Reis und Papadams servieren.

Martini Scholle Rolls mit Sauce

Serviert 4

8 Schollenfilets, je 175 g, gewaschen und getrocknet

Salz und frisch gemahlener schwarzer Pfeffer

Saft von 1 Zitrone

2,5 ml/½ TL Worcestersauce

25 g/1 oz/2 EL Butter oder Margarine

4 Schalotten, geschält und gehackt

100 g gekochter Schinken, in Streifen geschnitten

400 g Champignons, in dünne Scheiben geschnitten

20 ml/4 TL Speisestärke (Maisstärke)

20 ml/4 TL kalte Milch

250 ml/8 fl oz/1 Tasse Hühnerbrühe

150 g/¼ Pt/2/3 Tasse einfache (leichte) Sahne

2,5 ml/½ TL Streuzucker (superfeiner) Zucker

1,5 ml/¼ TL Kurkuma

10 ml/2 TL Martini Bianco

Den Fisch mit Salz und Pfeffer würzen. In Zitronensaft und Worcestershire-Sauce 15–20 Minuten marinieren. Butter oder Margarine in einem Topf (Pfanne) schmelzen. Die Schalotten hinzugeben und sanft braten (sautieren), bis sie weich und halbtransparent sind. Schinken und Champignons zugeben und 7 Minuten braten. Die Speisestärke mit der kalten Milch glatt rühren und die restlichen Zutaten hinzufügen. Die Schollenfilets aufrollen und mit Cocktailstäbchen (Zahnstochern) aufspießen. In einer tiefen Schüssel mit 20 cm Durchmesser anrichten. Mit der Pilzmischung bestreichen. Mit Frischhaltefolie (Plastikfolie) abdecken und zweimal aufschlitzen, damit der Dampf entweichen kann. 10 Minuten auf Vollgas garen.

Schalentierragout mit Walnüssen

Serviert 4

30 ml/2 EL Olivenöl

1 Zwiebel, geschält und gehackt

2 Karotten, geschält und fein gewürfelt

3 Selleriestangen, in schmale Streifen geschnitten

1 rote (Paprika), entkernt und in Streifen geschnitten

1 grüne (Paprika), entkernt und in Streifen geschnitten

1 kleine Zucchini (Zucchini), getrimmt und in dünne Scheiben geschnitten

250 ml/8 fl oz/1 Tasse Roséwein

1 Tütchen Bouquet garni

325 ml/11 fl oz/11/3 Tassen Gemüse- oder Fischbrühe

400 g/14 oz/1 große Dose gehackte Tomaten

125 g Tintenfischringe

125 g/4 oz gekochte geschälte Muscheln

200 g Rotzungen- oder Flunderfilet, in Stücke geschnitten

4 Riesengarnelen (Jumbo Shrimps), gekocht

50 g/2 oz/½ Tasse Walnüsse, grob gehackt

30 ml/2 EL entsteinte schwarze Oliven

10 ml/2 TL Gin

Saft einer halben kleinen Zitrone

2,5 ml/½ TL Kristallzucker

1 Baguette

30 ml/2 EL grob gehackte Basilikumblätter

Gießen Sie das Öl in eine 2,5-Liter-/4½-Pt-/11-Tassen-Schüssel. Ohne Deckel 2 Minuten lang auf Vollgas erhitzen. Das vorbereitete Gemüse dazugeben und mit Öl bestreichen. Mit Frischhaltefolie (Plastikfolie) abdecken und zweimal aufschlitzen, damit der Dampf entweichen kann. 5 Minuten auf Vollgas garen. Den Wein und das Bouquet garni hinzufügen. Decken Sie es wie zuvor ab und garen Sie es 5 Minuten lang auf Vollgas. Brühe, Tomaten und Fisch zugeben. Wieder abdecken und 10 Minuten lang auf Vollgas garen. Alle restlichen Zutaten bis auf das Basilikum untermischen. Wieder abdecken und 4 Minuten bei voller Hitze garen. Mit Basilikum bestreuen und heiß servieren.

Kabeljau Hot-Pot

Serviert 4

25 g/1 oz/2 EL Butter oder Margarine

1 Zwiebel, geschält und gehackt

2 Karotten, geschält und fein gewürfelt

2 Selleriestangen, in dünne Scheiben geschnitten

150 ml/¼ Pt/2/3 Tasse halbtrockener Weißwein

400 g Dorschfilet ohne Haut, in große Würfel geschnitten

15 ml/1 EL Speisestärke (Maisstärke)

75 ml/5 EL kalte Milch

350 ml Fisch- oder Gemüsebrühe

Salz und frisch gemahlener schwarzer Pfeffer

75 ml/5 EL gehackter Dill (Dillkraut)

300 ml/½ Pt/1¼ Tassen doppelte (schwere) Sahne, leicht geschlagen

2 Eigelb

Butter oder Margarine in eine Auflaufform mit 20 cm Durchmesser (Dutch Oven) geben. Ohne Deckel 2 Minuten lang auf Vollgas erhitzen. Gemüse und Wein untermischen. Mit Frischhaltefolie (Plastikfolie) abdecken und zweimal aufschlitzen, damit der Dampf entweichen kann. 5 Minuten auf Vollgas garen. 3 Minuten stehen lassen. Aufdecken. Den Fisch zum Gemüse geben. Speisestärke mit der kalten Milch glatt rühren, dann mit der Brühe in den Auflauf geben. Jahreszeit. Decken Sie es wie zuvor ab und garen Sie es 8 Minuten lang auf Vollgas. Fügen Sie den Dill hinzu. Die Sahne mit den Eigelben gut verrühren und in den Auflauf rühren. Decken Sie es ab und kochen Sie es 1½ Minuten lang auf voller Stufe.

Eintopf mit geräuchertem Kabeljau

Serviert 4

Zubereitung wie Kabeljau-Eintopf, aber geräuchertes Kabeljaufilet durch frisches ersetzen.

Seeteufel in goldener Zitronen-Sahne-Sauce

Serviert 6

300 ml/½ Pt/1¼ Tassen Vollmilch

25 g/1 oz/2 EL Butter oder Margarine, bei Küchentemperatur

675 g Seeteufelfilets, in mundgerechte Stücke geschnitten

45 ml/3 EL einfaches (Allzweck-)Mehl

2 große Eigelb

Saft von 1 großen Zitrone

2,5–5 ml/½ –1 TL Salz

2,5 ml/½ TL fein gehackter Estragon

Gekochte Vol-au-vent-Fällchen (Patty Shells) oder geröstete Ciabatta-Brotscheiben

Gießen Sie die Milch in einen Krug und erwärmen Sie sie ohne Deckel 2 Minuten lang auf Vollgas. Butter oder Margarine in eine tiefe Schüssel mit 20 cm Durchmesser geben. Unbedeckt schmelzen, auftauen für 1½ Minuten. Die Fischstücke in Mehl wenden und zur Butter oder Margarine in die Form geben. Gießen Sie die Milch vorsichtig ein. Mit Frischhaltefolie (Plastikfolie) abdecken und zweimal aufschlitzen, damit der Dampf entweichen kann. 7 Minuten auf Vollgas garen. Eigelb, Zitronensaft und Salz verquirlen und unter den Fisch rühren. Ohne Deckel 2 Minuten auf Vollgas garen. 5 Minuten stehen lassen. Umrühren, mit Estragon bestreuen und in Vol-au-vent-Förmchen oder mit gerösteten Ciabatta-Scheiben servieren.

Seezunge in goldener Zitronen-Sahne-Sauce

Serviert 6

Zubereitung wie Seeteufel in goldener Zitronen-Rahmsauce, jedoch Seeteufelstücke durch in Streifen geschnittene Seezunge ersetzen.

Lachs-Hollandaise

Serviert 4

4 Lachssteaks, je 175–200 g/6–7 oz
150 ml/¼ pt Wasser/2/3 Tasse Wasser oder trockener Weißwein
2,5 ml/½ TL Salz
Sauce Hollandaise

Ordnen Sie die Steaks an den Seiten einer tiefen Schüssel mit 20 cm Durchmesser an. Fügen Sie das Wasser oder den Wein hinzu. Den Fisch mit Salz bestreuen. Mit Frischhaltefolie (Plastikfolie) abdecken und zweimal aufschlitzen, damit der Dampf entweichen kann. Auftauen (um zu verhindern, dass der Lachs spuckt) 16–18 Minuten kochen. 4 Minuten stehen lassen. Mit einer Fischscheibe auf vier vorgewärmte Teller heben und die Flüssigkeit abtropfen lassen. Mit Sauce Hollandaise bestreichen.

Lachs-Hollandaise mit Koriander

Serviert 4

Zubereiten wie Lachs-Hollandaise, jedoch 30 ml/2 EL gehackter Koriander (Koriander) in die Sauce geben, sobald diese fertig gegart ist. Für zusätzlichen Geschmack 10 ml/2 TL gehackte Zitronenmelisse untermischen.

Lachs-Mayonnaise-Flake

Serviert 6

900 g/2 lb frisches Lachsfilet, enthäutet

Salz und frisch gemahlener schwarzer Pfeffer

Geschmolzene Butter oder Margarine (optional)

50 g/2 oz/½ Tasse Mandelblättchen, geröstet

1 kleine Zwiebel, fein gehackt

30 ml/2 EL fein gehackte Petersilie

5 ml/1 TL gehackter Estragon

200 ml/7 fl oz/knapp 1 Tasse Mayonnaise nach französischer Art

Salatblätter

Fenchelsprays zum Garnieren

Teilen Sie den Lachs in vier Portionen. Rund um den Rand einer tiefen Schüssel mit 25 cm Durchmesser anrichten. Mit Salz und Pfeffer bestreuen und nach Belieben etwas geschmolzene Butter oder Margarine darüber träufeln. Mit Frischhaltefolie (Plastikfolie) abdecken und zweimal aufschlitzen, damit der Dampf entweichen kann. 20 Minuten auf Auftauen garen. Lauwarm abkühlen lassen, dann den Fisch mit zwei Gabeln zerpflücken. In eine Schüssel umfüllen, die Hälfte der Mandeln und die Zwiebel, Petersilie und Estragon hinzufügen. Rühren Sie die Mayonnaise vorsichtig ein, bis alles gut vermischt und feucht ist. Lege eine lange Servierplatte mit Salatblättern aus. Darauf eine Reihe Lachsmayonnaise anrichten. Mit den restlichen Mandeln bestreuen und mit Fenchel garnieren.

Lachsbraten nach mediterraner Art

6–8 Portionen

1,5 kg Portion Mittelschnittlachs

60 ml/4 EL Olivenöl

60 ml/4 EL Zitronensaft

60 ml/4 EL Tomatenpüree (Paste)

15 ml/1 EL gehackte Basilikumblätter

7,5 ml/1½ TL Salz

45 ml/3 EL kleine Kapern, abgetropft

45 ml/3 EL gehackte Petersilie

Den Lachs waschen und sicherstellen, dass alle Schuppen abgekratzt sind. In eine tiefe Schüssel mit 20 cm Durchmesser geben. Die restlichen Zutaten verquirlen und über den Fisch geben. Mit einem Teller abdecken und 3 Stunden im Kühlschrank marinieren lassen. Mit Frischhaltefolie (Plastikfolie) abdecken und zweimal aufschlitzen, damit der Dampf entweichen kann. 20 Minuten auf voller Stufe garen, dabei die Schüssel zweimal wenden. Zum Servieren in Portionen teilen.

Kedgeree mit Curry

Serviert 4

Einst ein Frühstücksgericht, das besonders mit der Kolonialzeit in Indien um die Jahrhundertwende in Verbindung gebracht wurde, wird Kedgeree heute häufiger zum Mittagessen serviert.

350 g/12 oz geräucherter Schellfisch oder Kabeljaufilet

60 ml/4 EL kaltes Wasser

50 g Butter oder Margarine

225 g/8 oz/1 Tasse Basmatireis

15 ml/1 EL mildes Currypulver

600 ml/1 pt/2½ Tassen kochendes Wasser

3 hart gekochte (hart gekochte) Eier

150 ml/¼ pt/2/3 Tasse einfache (leichte) Sahne

15 ml/1 EL gehackte Petersilie

Salz und frisch gemahlener schwarzer Pfeffer

Petersilienzweige zum Garnieren

Den Fisch mit dem kalten Wasser in eine flache Schüssel geben. Mit Frischhaltefolie (Plastikfolie) abdecken und zweimal aufschlitzen, damit der Dampf entweichen kann. 5 Minuten auf Vollgas garen. Abfluss. Das Fruchtfleisch mit zwei Gabeln zerbröckeln, dabei Haut und Knochen entfernen. Geben Sie die Butter oder Margarine in eine runde, hitzebeständige Servierschüssel mit 1,75 Liter

Fassungsvermögen und schmelzen Sie sie 1½–2 Minuten lang auf. Reis, Currypulver und kochendes Wasser unterrühren. Decken Sie es wie zuvor ab und garen Sie es 15 Minuten lang auf Vollgas. Zwei der Eier hacken und mit Fisch, Sahne und Petersilie in das Gericht rühren, abschmecken. Mit einer Gabel umdrehen, mit einem umgedrehten Teller abdecken und 5 Minuten lang auf Vollgas erhitzen. Restliches Ei in Scheiben schneiden. Die Schüssel aus der Mikrowelle nehmen und mit dem in Scheiben geschnittenen Ei und den Petersilienzweigen garnieren.

Kedgeree mit Räucherlachs

Serviert 4

Wie Kedgeree mit Curry zubereiten, aber den geräucherten Schellfisch oder Kabeljau durch 225 g/8 oz Räucherlachs (Räucherlachs), in Streifen geschnitten, ersetzen. Räucherlachs muss nicht vorgekocht werden.

Quiche mit geräuchertem Fisch

Serviert 6

175 g Mürbeteig (Grundboden)

1 Eigelb, geschlagen

125 g/4 oz geräucherter Fisch wie Makrele, Schellfisch, Kabeljau oder Forelle, gekocht und geflockt

3 Eier

150 ml/¼ pt/2/3 Tasse Sauerrahm

30 ml/2 EL Mayonnaise

Salz und frisch gemahlener schwarzer Pfeffer

75 g Cheddar-Käse, gerieben

Paprika

Gemischter Salat

Eine geriffelte Glas- oder Porzellanform mit 20 cm Durchmesser leicht mit Butter bestreichen. Den Teig ausrollen und die eingefettete Form damit auskleiden. Überall gut einstechen, besonders dort, wo die Seite auf den Boden trifft. Kochen Sie ohne Deckel 6 Minuten lang auf

Vollgas, wobei Sie die Schüssel zweimal wenden. Wenn irgendwelche Wölbungen erscheinen, drücken Sie mit den durch Ofenhandschuhe geschützten Fingern nach unten. Die Innenseite des Teigmantels (Tortenboden) mit dem Eigelb bestreichen. 1 Minute auf Vollgas garen, um eventuelle Löcher zu versiegeln. Aus dem Ofen nehmen. Den Boden mit dem Fisch bedecken. Eier mit Sahne und Mayonnaise verquirlen, abschmecken. Auf die Quiche gießen und mit Käse und Paprika bestreuen. Ohne Deckel 8 Minuten auf Vollgas garen. Warm mit Salat servieren.

Garnelen-Gumbo aus Louisiana

Serviert 8

3 Zwiebeln, gehackt

2 Knoblauchzehen

3 Selleriestangen, fein gehackt

1 grüne (Paprika), entkernt und fein gehackt

50 g Butter

60 ml/4 EL einfaches (Allzweck-)Mehl

900 ml/1½ pt/3¾ Tassen heiße Gemüse- oder Hühnerbrühe

350 g/12 oz Okra (Damenfinger), getoppt und geschwänzt

15 ml/1 EL Salz

10 ml/2 TL gemahlener Koriander (Koriander)

5 ml/1 TL Kurkuma

2,5 ml/½ TL gemahlener Piment

30 ml/2 EL Zitronensaft

2 Lorbeerblätter

5–10 ml/1–2 TL Tabascosauce

450 g/1 lb/4 Tassen gekochte geschälte Garnelen (Garnelen), aufgetaut wenn gefroren

350 g Langkornreis, gekocht

Geben Sie die Zwiebeln in eine 2,5 Liter/4½ Pt/11 Tassen Schüssel. Den Knoblauch darüber pressen. Fügen Sie den Sellerie und die grüne Paprika hinzu. Schmelzen Sie die Butter 2 Minuten lang auf Vollgas. Mehl einrühren. Ohne Deckel 5–7 Minuten auf Vollgas kochen, dabei viermal umrühren und sorgfältig auf Anbrennen achten, bis die Mischung eine hell biskuitfarbene Mehlschwitze ist. Brühe nach und nach einrühren. Beiseite legen. Die Okraschoten in Stücke schneiden und mit allen restlichen Zutaten außer Tabasco und Garnelen, aber einschließlich der Mehlschwitze-Mischung zum Gemüse geben. Mit Frischhaltefolie (Plastikfolie) abdecken und zweimal aufschlitzen, damit der Dampf entweichen kann. 25 Minuten auf Vollgas garen. 5 Minuten stehen lassen. Tabasco und Garnelen unterrühren. In vorgewärmte tiefe Schüsseln geben und jeweils einen Berg frisch gekochten Reis hinzufügen. Gleich essen.

Seeteufel-Gumbo

Serviert 8

Wie Louisiana Prawn Gumbo zubereiten, aber die Garnelen (Garnelen) durch das gleiche Gewicht von Seeteufel ohne Knochen, in Streifen geschnitten, ersetzen. Mit Frischhaltefolie (Plastikfolie) abdecken und

4 Minuten auf Vollgas garen, bevor sie in Servierschüsseln gegeben werden.

Gemischter Fisch-Gumbo

Serviert 8

Wie Louisiana Prawn Gumbo zubereiten, aber die Garnelen (Shrimps) durch verschiedene gewürfelte Fischfilets ersetzen.

Forelle mit Mandeln

Serviert 4

50 g Butter
15 ml/1 EL Zitronensaft
4 mittelgroße Forellen
50 g/2 oz/½ Tasse Mandelblättchen, geröstet
Salz und frisch gemahlener schwarzer Pfeffer
4 Zitronenspalten
Petersilie Zweige

Schmelzen Sie die Butter auf dem Auftauen für 1½ Minuten. Den Zitronensaft einrühren. Legen Sie die Forelle mit dem Kopf an den Schwanz in eine gebutterte 25 3 20 cm/10 3 8 große Schüssel. Den

Fisch mit der Buttermischung bestreichen und mit Mandeln und Gewürzen bestreuen. Mit Frischhaltefolie (Plastikfolie) abdecken und zweimal aufschlitzen, damit der Dampf entweichen kann. 9–12 Minuten auf voller Stufe garen, dabei die Schüssel zweimal wenden. 5 Minuten stehen lassen. Auf vier vorgewärmte Teller verteilen. Mit der Kochflüssigkeit übergießen und mit den Zitronenscheiben und Petersilienzweigen garnieren.

Garnelen Provençale

Serviert 4

225 g/8 oz/1 Tasse leicht zu kochender Langkornreis

600 ml/1 Pt/2½ Tassen heiße Fisch- oder Hühnerbrühe

5 ml/1 TL Salz

15 ml/1 EL Olivenöl

1 Zwiebel, gerieben

1–2 Knoblauchzehen, zerdrückt

6 große sehr reife Tomaten, blanchiert, enthäutet und gehackt

15 ml/1 EL gehackte Basilikumblätter

5 ml/1 TL dunkelbrauner Zucker

450 g gefrorene geschälte Garnelen (Garnelen), aufgetaut

Salz und frisch gemahlener schwarzer Pfeffer

Gehackte Petersilie

Den Reis in eine 2 Liter/3½ Pt/8½ Tassen Schüssel geben. Heiße Brühe und Salz einrühren. Mit Frischhaltefolie (Plastikfolie) abdecken und zweimal aufschlitzen, damit der Dampf entweichen kann. 16 Minuten auf Vollgas garen. 8 Minuten stehen lassen, damit der Reis die gesamte Feuchtigkeit aufnehmen kann. Gießen Sie das Öl in eine 1,75 Liter große Servierschüssel. Ohne Deckel 1½ Minuten auf Vollgas erhitzen. Zwiebel und Knoblauch unterrühren. Kochen Sie ohne Deckel 3 Minuten lang auf Vollgas und rühren Sie zweimal um. Tomaten mit Basilikum und Zucker zugeben. Mit einem Teller abdecken und 5 Minuten auf Vollgas garen, dabei zweimal umrühren. Die gefrorenen Garnelen untermischen und nach Geschmack würzen. Decken Sie es wie zuvor ab und garen Sie es 4 Minuten lang auf Vollgas, dann trennen Sie die Garnelen vorsichtig. Wieder abdecken und weitere 3 Minuten auf Vollgas garen. Erlaubt zu stehen. Decken Sie den Reis mit einem Teller ab und erhitzen Sie ihn 5–6 Minuten lang auf Auftauen. Auf vier vorgewärmte Teller verteilen und mit der Fisch-Tomaten-Mischung garnieren. Mit Petersilie bestreuen und heiß servieren.

Scholle in Selleriesauce mit gerösteten Mandeln

Serviert 4

8 Schollenfilets, Gesamtgewicht ca. 1 kg

300 ml/10 fl oz/1 Dose kondensierte Selleriecremesuppe

150 ml/¼ pt/2/3 Tasse kochendes Wasser

15 ml/1 EL fein gehackte Petersilie

30 ml/2 EL Mandelblättchen, geröstet

Die Fischfilets von Kopf bis Schwanz aufrollen, Hautseiten nach innen. Rund um den Rand einer tiefen, gebutterten Form mit 25 cm Durchmesser anrichten. Die Suppe und das Wasser vorsichtig verquirlen und die Petersilie unterrühren. Über den Fisch löffeln. Decken Sie die Form mit Frischhaltefolie (Plastikfolie) ab und schlitzen Sie sie zweimal auf, damit der Dampf entweichen kann. 12 Minuten auf voller Stufe garen, dabei das Gericht zweimal wenden. 5 Minuten stehen lassen. Auf Vollgas weitere 6 Minuten garen. Auf vorgewärmten Tellern anrichten und mit Mandeln bestreut servieren.

Filets in Tomatensauce mit Majoran

Serviert 4

Wie Scholle in Selleriesauce mit gerösteten Mandeln zubereiten, jedoch statt Sellerie Tomatensuppe und Petersilie durch 2,5 ml/½ TL getrockneten Majoran ersetzen.

Filets in Pilzsauce mit Brunnenkresse

Serviert 4

Wie Scholle in Selleriesauce mit gerösteten Mandeln zubereiten, aber statt Sellerie kondensierte Pilzsuppe und Petersilie durch 30 ml/2 EL gehackte Brunnenkresse ersetzen.

Haschierter Kabeljau mit pochierten Eiern

Serviert 4

Diese wurde in einem handgeschriebenen Notizbuch aus dem 19. Jahrhundert gefunden, das der Großmutter eines alten Freundes gehörte.

675 g Kabeljaufilet ohne Haut

10 ml/2 TL geschmolzene Butter oder Margarine oder Sonnenblumenöl

Paprika

Salz und frisch gemahlener schwarzer Pfeffer

50 g Butter oder Margarine

8 große Frühlingszwiebeln (Frühlingszwiebeln), getrimmt und gehackt

350 g kalt gekochte Kartoffeln, gewürfelt

150 ml/¼ pt/2/3 Tasse einfache (leichte) Sahne

5 ml/1 TL Salz

4 Eier

175 ml/6 fl oz/¾ Tasse heißes Wasser

5 ml/1 TL Essig

Den Fisch in einem flachen Teller anrichten. Mit etwas geschmolzener Butter oder Margarine oder Öl bestreichen. Mit Paprika, Salz und Pfeffer würzen. Mit Frischhaltefolie (Plastikfolie) abdecken und zweimal aufschlitzen, damit der Dampf entweichen kann. 14–16 Minuten auf Auftauen garen. Den Fisch mit zwei Gabeln zerbröseln und die Gräten entfernen. Restliche Butter, Margarine oder Öl in eine Auflaufform mit 20 cm Durchmesser (Dutch Oven) geben. Ohne Deckel 1½ – 2 Minuten auf Auftauen erhitzen. Zwiebeln untermischen. Mit einem Teller abdecken und 5 Minuten auf Vollgas garen. Fisch mit Kartoffeln, Sahne und Salz unterrühren. Wie zuvor abdecken und erneut 5–7 Minuten auf Vollgas erhitzen, bis es sehr heiß ist, dabei ein- oder zweimal umrühren. Heiß bleiben. Um die Eier zu pochieren, brechen Sie zwei vorsichtig in eine kleine Schüssel und fügen Sie die Hälfte des Wassers und die Hälfte des Essigs hinzu. Das Eigelb mit der Spitze eines Messers einstechen. Mit einem Teller abdecken und 2 Minuten auf Vollgas garen. 1 Minute stehen lassen. Mit den restlichen Eiern, heißem Wasser und Essig wiederholen. Das Haschisch portionsweise auf vier vorgewärmte Teller verteilen und jeweils mit einem Ei belegen.

Schellfisch und Gemüse in Apfelweinsauce

Serviert 4

50 g Butter oder Margarine

1 Zwiebel, in dünne Scheiben geschnitten und in Ringe getrennt

3 Karotten, in dünne Scheiben geschnitten

50 g Champignons, in Scheiben geschnitten

4 Stück filetierter und enthäuteter Schellfisch oder anderer weißer Fisch

5 ml/1 TL Salz

150 ml/¼ pt/2/3 Tassen mittelsüßer Apfelwein

10 ml/2 TL Speisestärke (Maisstärke)

15 ml/1 EL kaltes Wasser

Die Hälfte der Butter oder Margarine in eine tiefe Schüssel mit 20 cm Durchmesser geben. Unbedeckt auf dem Auftauen etwa 1½ Minuten schmelzen. Zwiebel, Karotten und Champignons dazugeben. Den Fisch darauf anrichten. Mit dem Salz bestreuen. Gießen Sie den Apfelwein vorsichtig über den Fisch. Mit der restlichen Butter oder Margarine bestreichen. Mit Frischhaltefolie (Plastikfolie) abdecken und zweimal aufschlitzen, damit der Dampf entweichen kann. 8 Minuten auf Vollgas garen. In einem Glaskrug die Maisstärke glatt mit dem kalten Wasser verrühren und den Fischlikör vorsichtig hineinseihen. Ohne Deckel 2½ Minuten lang auf Vollgas kochen, bis es eingedickt ist, dabei jede Minute umrühren. Über den Fisch und das Gemüse gießen. Auf vorgewärmte Teller geben und sofort essen.

Kuchen am Meer

Serviert 4

Für den Belag:

700 g mehlige Kartoffeln, ungeschält

75 ml/5 EL kochendes Wasser

15 ml/1 EL Butter oder Margarine

75 ml/5 EL Milch oder Sahne (leicht).

Salz und frisch gemahlener Pfeffer

Geriebene Muskatnuss

Für die Soße:

300 ml/½ Pt/1¼ Tassen kalte Milch

30 ml/2 EL Butter oder Margarine

20 ml/4 TL einfaches (Allzweck-)Mehl

75 ml/5 EL Red Leicester oder farbiger Cheddar-Käse, gerieben

5 ml/1 TL Vollkornsenf

5 ml/1 TL Worcestersauce

Für die Fischmischung:

450 g weißes Fischfilet ohne Haut, bei Küchentemperatur

Geschmolzene Butter oder Margarine

Paprika

60 ml/4 EL Red Leicester oder farbiger Cheddar-Käse, gerieben

Für das Topping die Kartoffeln waschen, schälen und in große Würfel schneiden. In eine 1,5-Liter-Schüssel mit kochendem Wasser geben. Mit Frischhaltefolie (Plastikfolie) abdecken und zweimal aufschlitzen, damit der Dampf entweichen kann. 15 Minuten auf voller Stufe garen, dabei die Schüssel zweimal wenden. 5 Minuten stehen lassen. Abgießen und mit der Butter oder Margarine und der Milch oder Sahne gründlich pürieren und schaumig schlagen. Mit Salz, Pfeffer und Muskat abschmecken.

Für die Soße die Milch ohne Deckel 1½ Minuten lang auf Vollgas erhitzen. Beiseite legen. Butter oder Margarine ohne Deckel 1–1½ Minuten auf dem Auftauen schmelzen. Mehl einrühren. Ohne Deckel 30 Sekunden lang auf Vollgas garen. Milch nach und nach einrühren. Etwa 4 Minuten lang auf Vollgas kochen, jede Minute schlagen, um eine glatte Konsistenz zu gewährleisten, bis die Sauce eingedickt ist. Den Käse mit den restlichen Saucenzutaten verrühren.

Für die Fischmischung die Filets in einer flachen Schüssel anrichten und mit geschmolzener Butter oder Margarine bestreichen. Mit Paprika, Salz und Pfeffer würzen. Mit Frischhaltefolie (Plastikfolie) abdecken und zweimal aufschlitzen, damit der Dampf entweichen kann. 5–6 Minuten auf Vollgas garen. Den Fisch mit zwei Gabeln zerbröckeln, dabei alle Gräten entfernen. In eine mit Butter bestrichene 1,75-Liter-Schüssel geben. Die Soße untermischen. Mit den Kartoffeln bedecken und mit Käse und extra Paprika bestreuen. Wiedererhitzen, unbedeckt, auf Voll für 6–7 Minuten.

Rauchiger Fisch Topper

2 dient

2 Portionen gefrorener geräucherter Schellfisch, je 175 g/6 oz

Frisch gemahlener schwarzer Pfeffer

1 kleine Zucchini (Zucchini), in Scheiben geschnitten

1 kleine Zwiebel, in dünne Scheiben geschnitten

2 Tomaten, blanchiert, enthäutet und gehackt

½ rote (Paprika) Paprika, entkernt und in Streifen geschnitten

15 ml/1 EL geschnittener Schnittlauch

Ordnen Sie den Fisch in einer tiefen Schüssel mit 18 cm Durchmesser an. Pfeffern. Mit Frischhaltefolie (Plastikfolie) abdecken und zweimal aufschlitzen, damit der Dampf entweichen kann. 8 Minuten auf Vollgas garen. Die Säfte über den Fisch geben und 1 Minute stehen lassen. Das Gemüse in eine andere mittelgroße Auflaufform (Dutch Oven) geben. Mit einem Teller abdecken und 5 Minuten auf voller Stufe garen, dabei einmal umrühren. Das Gemüse über den Fisch geben. Decken Sie es wie zuvor ab und garen Sie es 2 Minuten lang auf Vollgas. Mit dem Schnittlauch bestreuen und servieren.

Seelachsfilets mit Lauch und Zitronenmarmelade

2 dient

Ein ausgefallenes Arrangement von Edinburghs Sea Fish Authority, die auch die nächsten drei Rezepte gespendet hat.

15 ml/1 EL Butter

1 Knoblauchzehe, geschält und zerdrückt

1 Lauch, aufgeschlitzt und in dünne Scheiben geschnitten

2 Seelachsfilets, je 175 g/6 oz, enthäutet

Saft von ½ Zitrone

10 ml/2 TL Zitronenmarmelade

Salz und frisch gemahlener schwarzer Pfeffer

Butter, Knoblauch und Lauch in eine tiefe Schüssel mit 18 cm Durchmesser geben. Mit Frischhaltefolie (Plastikfolie) abdecken und zweimal aufschlitzen, damit der Dampf entweichen kann. 2½ Minuten auf Vollgas garen. Aufdecken. Die Filets darauf anrichten und mit der Hälfte des Zitronensaftes beträufeln. Decken Sie es wie zuvor ab und garen Sie es 7 Minuten lang auf Vollgas. Den Fisch auf zwei vorgewärmte Teller geben und warm halten. Den restlichen Zitronensaft, die Marmelade und die Gewürze mit den Fischsäften und dem Lauch vermischen. Mit einem Teller abdecken und 1½ Minuten auf Vollgas garen. Über den Fisch geben und servieren.

Seefisch in einer Jacke

Serviert 4

4 Backkartoffeln, ungeschält, aber gut geschrubbt

450 g Weißfischfilet, gehäutet und gewürfelt

45 ml/3 EL Butter oder Margarine

3 Frühlingszwiebeln (Frühlingszwiebeln), geputzt und gehackt

30 ml/2 EL Vollkornsenf

1,5 ml/¼ TL Paprika, plus extra zum Bestäuben

30–45 ml/2–3 EL Naturjoghurt

Salz

Stellen Sie die Kartoffeln direkt auf den Drehteller, decken Sie sie mit Küchenpapier ab und garen Sie sie 16 Minuten lang auf Vollgas. In ein sauberes Geschirrtuch (Geschirrtuch) wickeln und beiseite stellen. Den Fisch mit Butter oder Margarine, Frühlingszwiebeln, Senf und Paprika in eine Auflaufform mit 18 cm Durchmesser (Dutch Oven) geben. Mit einem Teller abdecken und 7 Minuten auf Vollgas garen, dabei zweimal umrühren. 2 Minuten stehen lassen. Mit Joghurt und Salz abschmecken. Schneiden Sie ein Kreuz auf jede Kartoffel und drücken Sie sie leicht zusammen, um sie zu öffnen. Mit der Fischmischung füllen, mit Paprika bestäuben und heiß essen.

Schwedischer Kabeljau mit geschmolzener Butter und Ei

Serviert 4

300 ml/½ pt/1¼ Tassen kaltes Wasser

3 ganze Nelken

5 Wacholderbeeren

1 Lorbeerblatt, zerkrümelt

2,5 ml/½ TL gemischtes Pökelgewürz

1 Zwiebel, geviertelt

10 ml/2 TL Salz

4 frisch geschnittene Kabeljau-Steaks mittlerer Länge, je 225 g/8 oz

75 g Butter

2 hart gekochte (hart gekochte) Eier (Seiten 98–9), geschält und gehackt

Wasser, Nelken, Wacholderbeeren, Lorbeerblatt, Pökelgewürz, Zwiebelviertel und Salz in einen Glaskrug geben. Mit Frischhaltefolie

(Plastikfolie) abdecken und zweimal aufschlitzen, damit der Dampf entweichen kann. 15 Minuten auf Vollgas garen. Beanspruchung. Legen Sie den Fisch in eine tiefe Schüssel mit einem Durchmesser von 25 cm/10 Zoll und gießen Sie die abgesiebte Flüssigkeit hinein. Mit Frischhaltefolie abdecken und zweimal aufschlitzen, damit der Dampf entweichen kann. 10 Minuten auf voller Stufe garen, dabei die Schüssel zweimal wenden. Den Fisch mit einer Fischscheibe in eine vorgewärmte Schüssel geben und heiß halten. Schmelzen Sie die Butter ohne Deckel 2 Minuten lang auf dem Auftauen. Über den Fisch gießen. Mit den gehackten Eiern bestreuen und servieren.

Stroganoff mit Meeresfrüchten

Serviert 4

30 ml/2 EL Butter oder Margarine

1 Knoblauchzehe, zerdrückt

1 Zwiebel, in Scheiben geschnitten

125 g Champignons

700 g weißes Fischfilet, enthäutet und gewürfelt

150 ml/¼ Pt/2/3 Tasse saure Sahne oder Crème fraîche

Salz und frisch gemahlener schwarzer Pfeffer

30 ml/2 EL gehackte Petersilie

Butter oder Margarine in eine Auflaufform mit 20 cm Durchmesser (Dutch Oven) geben. Unbedeckt schmelzen, auftauen für 2 Minuten. Knoblauch, Zwiebel und Champignons dazugeben. Mit Frischhaltefolie (Plastikfolie) abdecken und zweimal aufschlitzen, damit der Dampf entweichen kann. 3 Minuten auf Vollgas garen. Fügen Sie die Fischwürfel hinzu. Decken Sie es wie zuvor ab und garen Sie es 8 Minuten lang auf Vollgas. Sahne unterrühren und mit Salz und Pfeffer abschmecken. Wieder abdecken und 1½ Minuten auf Vollgas garen. Mit Petersilie bestreut servieren.

Frischer Thunfisch Stroganoff

Serviert 4

Wie Seafood Stroganoff zubereiten, aber den weißen Fisch durch sehr frischen Thunfisch ersetzen.

Weißfischragout Supreme

Serviert 4

30 ml/2 EL Butter oder Margarine

1 Zwiebel, gehackt

2 Karotten, fein gewürfelt

6 Selleriestangen, in dünne Scheiben geschnitten

150 ml/¼ Pt/2/3 Tasse Weißwein

400 g Kabeljau- oder Schellfischfilet ohne Haut, gewürfelt

10 ml/2 TL Speisestärke (Maisstärke)

90 ml/6 EL einfache (helle) Sahne

150 ml/¼ Pt/2/3 Tasse Gemüsebrühe

Salz und frisch gemahlener schwarzer Pfeffer

2,5 ml/½ TL Sardellen-Essenz (Extrakt) oder Worcestershire-Sauce

30 ml/2 EL gehackter Dill (Dillkraut)

300 ml/½ Pt/1¼ Tassen Schlagsahne

2 Eigelb

Butter oder Margarine in eine Auflaufform mit 20 cm Durchmesser (Dutch Oven) geben. Ohne Deckel 2 Minuten lang auf Vollgas erhitzen. Gemüse und Wein zugeben. Mit Frischhaltefolie (Plastikfolie) abdecken und zweimal aufschlitzen, damit der Dampf entweichen kann. 5 Minuten auf Vollgas garen. 3 Minuten stehen lassen. Den Fisch zum Gemüse geben. Die Speisestärke glatt mit der Sahne verrühren, dann die Brühe unterrühren. Mit Salz, Pfeffer und der Sardellen-Essenz oder Worcestershire-Sauce würzen. Über den Fisch gießen. Decken Sie es wie zuvor ab und garen Sie es 8 Minuten lang auf Vollgas. Den Dill untermischen, dann die Sahne und die Eigelbe verquirlen und unter die Fischmischung rühren. Wie zuvor abdecken und 3 Minuten auf Auftauen garen.

Lachs Mousse

Serviert 8

30 ml/2 EL gemahlene Gelatine

150 ml/¼ pt/2/3 Tasse kaltes Wasser

418 g/15 oz/1 große Dose roter Lachs

150 ml/¼ pt/2/3 Tasse cremige Mayonnaise

15 ml/1 EL milder Senf

10 ml/2 TL Worcestersauce

30 ml/2 EL Fruchtchutney, ggf. gehackt

Saft einer halben großen Zitrone

2 große Eiweiße

Eine Prise Salz

Kresse, Gurkenscheiben, Blattsalate und frische Limettenscheiben zum Garnieren

Die Gelatine in 75 ml/5 EL kaltes Wasser einrühren und 5 Minuten zum Aufweichen stehen lassen. Unbedeckt schmelzen, auftauen für 2½–3 Minuten. Erneut umrühren und das restliche Wasser untermischen. Geben Sie den Inhalt der Dose Lachs in eine ziemlich große Schüssel und zerkleinern Sie ihn mit einer Gabel, entfernen Sie Haut und Knochen, und zerdrücken Sie ihn dann ziemlich fein. Geschmolzene Gelatine, Mayonnaise, Senf, Worcestersauce, Chutney und Zitronensaft untermischen. Abdecken und kühl stellen, bis es gerade anfängt zu verdicken und an den Rändern fest werden. Das Eiweiß zu steifem Schnee schlagen. Ein Drittel mit dem Salz in die abbindende Lachsmischung schlagen. Das restliche Eiweiß unterheben und die Mischung in eine Ringform von 1,5 Liter/2½ Pt/6 Tassen geben, die zuerst mit kaltem Wasser gespült wird. Mit Frischhaltefolie (Plastikfolie) abdecken und 8 Stunden kalt stellen, bis sie fest sind. Vor dem Servieren Tauchen Sie die Form schnell bis zum Rand in und aus kaltem Wasser, um sie zu lösen. Führen Sie ein nasses Messer vorsichtig um die Seiten und drehen Sie es dann auf eine große befeuchtete Servierplatte. (Das Benetzen verhindert, dass das Gelee klebt.) Mit reichlich Kresse, Gurkenscheiben, Blattsalaten und Limettenscheiben ansprechend garnieren.

Dieters' Lachsmousse

Serviert 8

Zubereiten wie Lachsmousse, Mayonnaise jedoch durch Quark oder Quark ersetzen.

Krabbe Mornay

Serviert 4

300 ml/½ Pt/1¼ Tassen Vollmilch

10 ml/2 TL gemischtes Pökelgewürz

1 kleine Zwiebel, in 8 Spalten geschnitten

2 Petersilienzweige

Eine Prise Muskatnuss

30 ml/2 EL Butter

30 ml/2 EL einfaches (Allzweck-)Mehl

Salz und frisch gemahlener schwarzer Pfeffer

75 g Gruyère (Schweizer) Käse, gerieben

5 ml/1 TL kontinentaler Senf

350 g/12 oz zubereitetes helles und dunkles Krabbenfleisch

Toastscheiben

Gießen Sie die Milch in einen Glas- oder Plastikkrug und rühren Sie das Pökelgewürz, die Zwiebelspalten, die Petersilie und die Muskatnuss unter. Mit einem Teller abdecken und 5–6 Minuten auf Vollgas erhitzen, bis die Milch gerade anfängt zu zittern. Beanspruchung. Die Butter in eine 1,5-Liter-Schüssel geben und 1½ Minuten lang auftauen lassen. Mehl untermischen. 30 Sekunden auf Vollgas garen. Die warme Milch nach und nach einrühren. Etwa 4 Minuten auf Vollgas kochen, dabei jede Minute umrühren, bis die Sauce kocht und eindickt. Mit Salz und Pfeffer würzen und Käse und Senf unterrühren. 30 Sekunden auf Vollgas garen oder bis der Käse schmilzt. Krabbenfleisch unterrühren. Mit einem Teller abdecken und 2–3 Minuten auf Vollgas erhitzen. Auf frisch gebackenem Toast servieren.

Thunfisch Mornay

Serviert 4

Wie Crab Mornay zubereiten, aber das Krabbenfleisch durch Thunfisch in Öl ersetzen. Das Fruchtfleisch mit zwei Gabeln zerbröckeln und mit dem Öl aus der Dose zur Sauce geben.

Roter Lachs Mornay

Serviert 4

Wie Crab Mornay zubereiten, aber das Krabbenfleisch durch abgetropften und geflockten roten Lachs aus der Dose ersetzen.

Meeresfrüchte und Walnuss Combo

Serviert 4

45 ml/3 EL Olivenöl

1 Zwiebel, gehackt

2 Karotten, in Scheiben geschnitten

2 Selleriestangen, in dünne Scheiben geschnitten

1 rote (Paprika), entkernt und in Streifen geschnitten

1 grüne (Paprika), entkernt und in Streifen geschnitten

1 kleine Zucchini (Zucchini), in dünne Scheiben geschnitten

250 ml/8 fl oz/1 Tasse Weißwein

Eine Prise Gewürzmischung

300 ml/½ Pt/1¼ Tassen Fisch- oder Gemüsebrühe

450 g/1 lb reife Tomaten, blanchiert, enthäutet und gehackt

125 g Tintenfischringe

400 g Schollen- oder Rotzungenfilet, in Quadrate geschnitten

125 g gekochte Muscheln

4 große gekochte Garnelen (Garnelen)

50 g/2 oz/½ Tasse Walnusshälften oder -stücke

50 g/2 oz/1/3 Tasse Sultaninen (goldene Rosinen)

Ein Schuss Sherry

Salz und frisch gemahlener schwarzer Pfeffer

Saft von 1 Zitrone

30 ml/2 EL gehackte Petersilie

Erhitzen Sie das Öl in einer 2,5 Liter/4½ pt/11 Tassen Auflaufform (Dutch Oven) auf Voll für 2 Minuten. Fügen Sie das gesamte Gemüse hinzu. Kochen Sie ohne Deckel 5 Minuten lang auf Vollgas und rühren Sie zweimal um. Den Wein, die Gewürze, die Brühe und die Tomaten mit allen Fischen und Meeresfrüchten hinzufügen. Mit Frischhaltefolie (Plastikfolie) abdecken und zweimal aufschlitzen, damit der Dampf entweichen kann. 10 Minuten auf Vollgas garen. Alle restlichen Zutaten außer der Petersilie unterrühren. Decken Sie es wie zuvor ab und garen Sie es 4 Minuten lang auf Vollgas. Aufdecken, mit der Petersilie bestreuen und sofort servieren.

Lachsring mit Dill

Für 8–10 Personen

125 g/4 oz/3½ Scheiben lockeres Weißbrot

900 g frisches Lachsfilet ohne Haut, gewürfelt

10 ml/2 TL Sardellensauce aus der Flasche

5–7,5 ml/1–1½ TL Salz

1 Knoblauchzehe, zerdrückt

4 große Eier, geschlagen

25 g frischer Dill (Dillkraut)

Weißer Pfeffer

Eine tiefe Schüssel mit 23 cm Durchmesser leicht buttern. Das Brot in einer Küchenmaschine zerbröseln. Alle restlichen Zutaten hinzufügen. Pulsieren Sie die Maschine, bis die Mischung gerade vermischt und der Fisch grob zerkleinert ist. Vermeiden Sie übermäßiges Mischen oder die Mischung wird schwer und dicht. Glatt in der vorbereiteten Form verteilen und ein Babymarmeladenglas oder einen Eierbecher mit geradem Rand in die Mitte schieben, sodass die Mischung einen Ring bildet. Mit Frischhaltefolie (Plastikfolie) abdecken und zweimal aufschlitzen, damit der Dampf entweichen kann. 15 Minuten auf voller Stufe garen, dabei die Schüssel zweimal wenden. (Der Ring schrumpft von der Seite der Schüssel weg.) Lassen Sie es stehen, bis es abgekühlt ist, dann decken Sie es wieder ab und kühlen Sie es ab. In Keile schneiden und servieren. Reste können in Sandwiches verwendet werden.

Gemischter Fischring mit Petersilie

Für 8–10 Personen

Wie Lachsring mit Dill zubereiten, jedoch den Lachs durch eine Mischung aus geschältem frischem Lachsfilet, Heilbutt und Schellfisch und den Dill durch 45 ml/3 EL gehackte Petersilie ersetzen.

Kabeljau-Auflauf mit Speck und Tomaten

Serviert 6

30 ml/2 EL Butter oder Margarine

225 g Schinken, grob gehackt

2 Zwiebeln, in Scheiben geschnitten

1 große grüne (Paprika), entkernt und in Streifen geschnitten

2 3 400 g/2 3 14 oz/2 große Dosentomaten

15 ml/1 EL milder kontinentaler Senf

45 ml/3 EL Cointreau oder Grand Marnier

Salz und frisch gemahlener schwarzer Pfeffer

700 g Dorschfilet ohne Haut, gewürfelt

2 Knoblauchzehen, zerdrückt

60 ml/4 EL geröstete braune Semmelbrösel

15 ml/1 EL Erdnuss- (Erdnuss-) oder Sonnenblumenöl

Die Butter oder Margarine in eine 2 Liter/3½ Pt/8½ Tasse große Auflaufform (Dutch Oven) geben. Ohne Deckel 1½ Minuten auf Vollgas erhitzen. Schinken, Zwiebeln und Paprika untermischen. Ohne Deckel 10 Minuten auftauen und zweimal umrühren. Aus der Mikrowelle nehmen. Tomaten einarbeiten, mit einer Gabel zerdrücken, Senf, Likör und Gewürze unterrühren. Mit Frischhaltefolie (Plastikfolie) abdecken und zweimal aufschlitzen, damit der Dampf entweichen kann. 6 Minuten auf Vollgas garen. Fisch und Knoblauch hinzufügen. Wie zuvor abdecken und 10 Minuten auf Medium garen.

Mit den Semmelbröseln bestreuen und das Öl darüber träufeln. Ohne Deckel 1 Minute lang auf Vollgas erhitzen.

Fischtopf der Slimmers

2 dient

Mit einer scharfen Jalapeno-Sauce angereichert und selbstbewusst gewürzt, genießen Sie dieses luxuriöse Fischfest mit knusprigem französischem Brot und rustikalem Rotwein.

2 Zwiebeln, grob gehackt

2 Knoblauchzehen, zerdrückt

15 ml/1 EL Olivenöl

400 g/14 oz/1 große Dose gehackte Tomaten

200 ml/7 fl oz/knapp 1 Tasse Roséwein

15 ml/1 EL Pernod oder Ricard (Pastis)

10 ml/2 TL Jalapeno-Sauce

2,5 ml/½ TL Paprikasoße

10 ml/2 TL Garam Masala

1 Lorbeerblatt

2,5 ml/½ TL getrockneter Oregano

2,5–5 ml/½–1 TL Salz

225 g Seeteufel oder Heilbutt ohne Haut, in Streifen geschnitten

12 große gekochte Garnelen (Garnelen)

2 große Jakobsmuscheln, in Streifen geschnitten

30 ml/2 EL gehackter Koriander (Koriander) zum Garnieren

Die Zwiebeln, den Knoblauch und das Öl in eine 2 Liter/3½ Pt/8½ Tasse große Auflaufform (Dutch Oven) geben. Mit einem Teller abdecken und 3 Minuten auf Vollgas garen. Die restlichen Zutaten außer Fisch, Schalentiere und Koriander untermischen. Wie zuvor abdecken und 6 Minuten lang auf voller Stufe garen, dabei dreimal umrühren. Seeteufel oder Heilbutt untermischen. Wie zuvor zudecken und auf Auftauen 4 Minuten garen, bis der Fisch weiß wird. Garnelen und Jakobsmuscheln unterrühren. Zugedeckt wie zuvor auftauen und 1½ Minuten garen. Rund umrühren, in tiefe Teller füllen und jeweils mit Koriander bestreuen. Sofort servieren.

Brathähnchen

Hähnchen in der Mikrowelle kann saftig und attraktiv aromatisiert werden, wenn es mit einer geeigneten Beize behandelt und ungefüllt bleibt.

1 ofenfertiges Hähnchen, Größe nach Bedarf

Für die Bastelei:

25 g/1 oz/2 EL Butter oder Margarine

5 ml/1 TL Paprika

5 ml/1 TL Worcestersauce

5 ml/1 TL Sojasauce

2,5 ml/½ TL Knoblauchsalz oder 5 ml/1 TL Knoblauchpaste

5 ml/1 TL Tomatenpüree (Paste)

Stellen Sie das gewaschene und getrocknete Huhn in eine Schüssel, die groß genug ist, um es bequem zu halten und auch in die Mikrowelle zu passen. (Es muss nicht tief sein.) Um den Belag herzustellen, schmelzen Sie die Butter oder Margarine 30–60 Sekunden lang auf Vollgas. Die restlichen Zutaten unterrühren und über das Huhn geben. Mit Frischhaltefolie (Plastikfolie) abdecken und zweimal aufschlitzen, damit der Dampf entweichen kann. Pro 450 g/1 lb 8 Minuten auf Vollgas garen, dabei die Schüssel alle 5 Minuten wenden. Schalten Sie nach der Hälfte des Garvorgangs die Mikrowelle aus und lassen Sie den Vogel 10 Minuten lang darin stehen, bevor Sie den Garvorgang beenden. Weitere 5 Minuten stehen lassen. Auf ein

Tranchierbrett legen, mit Folie abdecken und vor dem Tranchieren 5 Minuten stehen lassen.

Glasiertes Brathähnchen

Wie Brathähnchen zubereiten, aber 5 ml/1 TL schwarze Melasse, 10 ml/2 TL braunen Zucker, 5 ml/1 TL Zitronensaft und 5 ml/1 TL braune Soße zum Belag hinzufügen. Planen Sie eine zusätzliche Garzeit von 30 Sekunden ein.

Tex-Mex-Huhn

Zubereiten wie für Brathähnchen. Nach dem Garen den Vogel in Portionen teilen und in eine saubere Schüssel geben. Mit gekaufter Salsa bestreichen, je nach Geschmack mittel bis scharf. Mit 225 g/8 oz/2 Tassen geriebenem Cheddar-Käse bestreuen. Auftauen, unbedeckt, etwa 4 Minuten lang auftauen, bis der Käse schmilzt und Blasen wirft. Mit Bohnenpüree aus der Dose und mit Zitronensaft beträufelten Avocadoscheiben servieren.

Krönungshuhn

1 Brathähnchen

45 ml/3 EL Weißwein

30 ml/2 EL Tomatenpüree (Paste)

30 ml/2 EL Mango-Chutney

30 ml/2 EL gesiebte (passierte) Aprikosenmarmelade (Konfitüre)

30 ml/2 EL Wasser

Saft von ½ Zitrone

10 ml/2 TL milde Currypaste

10 ml/2 TL Sherry

300 ml/½ pt/1¼ Tassen dicke Mayonnaise

60 ml/4 EL Schlagsahne

225 g/8 oz/1 Tasse Langkornreis, gekocht

Brunnenkresse

Befolgen Sie das Rezept für Brathähnchen, einschließlich der Pfanne. Nach dem Garen das Fleisch vom Knochen lösen und in mundgerechte Stücke schneiden. In eine Rührschüssel geben. Gießen Sie den Wein in eine Schüssel und fügen Sie Tomatenpüree, Chutney, Marmelade, Wasser und Zitronensaft hinzu. Ohne Deckel 1 Minute lang auf Vollgas erhitzen. Abkühlen lassen. Currypaste, Sherry und Mayonnaise einarbeiten und Sahne unterheben. Mit dem Hähnchen mischen. Richten Sie ein Reisbett auf einer großen Servierplatte an und löffeln Sie die Hühnermischung darüber. Mit Brunnenkresse garnieren.

Huhn Véronique

1 Brathähnchen

1 Zwiebel, fein gerieben

25 g/1 oz/2 EL Butter oder Margarine

150 ml/¼ Pt/2/3 Tasse Crème fraîche

30 ml/2 EL weißer Portwein oder halbtrockener Sherry

60 ml/4 EL dicke Mayonnaise

10 ml/2 TL hergestellter Senf

5 ml/1 TL Tomatenketchup (Katsup)

1 kleine Selleriestange, gehackt

75 g/3 oz kernlose grüne Trauben

Kleine Trauben grüner oder roter kernloser Trauben zum Garnieren

Befolgen Sie das Rezept für Brathähnchen, einschließlich der Pfanne. Nach dem Garen das Fleisch vom Knochen lösen und in mundgerechte Stücke schneiden. In eine Rührschüssel geben. Die Zwiebel mit der Butter oder Margarine in eine kleine Schüssel geben und unbedeckt 2 Minuten bei Full garen. In einer dritten Schüssel Crème fraîche, Portwein oder Sherry, Mayonnaise, Senf, Tomatenketchup und Sellerie verquirlen. Mit der gekochten Zwiebel und den Weintrauben unter das Hähnchen heben. Sorgfältig in eine Servierschüssel geben und mit den Weintrauben garnieren.

Hühnchen in Essigsauce mit Estragon

Angepasst an ein Rezept, das Anfang der siebziger Jahre in einem Spitzenrestaurant in Lyon, Frankreich, entdeckt wurde.

1 Brathähnchen

25 g/1 oz/2 EL Butter oder Margarine

30 ml/2 EL Speisestärke (Maisstärke)

15 ml/1 EL Tomatenpüree (Paste)

45 ml/3 EL doppelte (schwere) Sahne

45 ml/3 EL Malzessig

Salz und frisch gemahlener schwarzer Pfeffer

Befolgen Sie das Rezept für Brathähnchen, einschließlich der Pfanne. Den gekochten Vogel in sechs Portionen schneiden, mit Folie abdecken und auf einem Teller heiß halten. Für die Sauce den Hähnchen-Kochsaft in einen Messbecher geben und mit heißem Wasser auf 250 ml/8 fl oz/1 Tasse auffüllen. Geben Sie die Butter oder Margarine in eine separate Schüssel und erhitzen Sie sie ohne Deckel 1 Minute lang auf Vollgas. Speisestärke, Tomatenpüree, Sahne und Essig unterrühren und mit Salz und frisch gemahlenem schwarzen

Pfeffer abschmecken. Nach und nach die heißen Hühnersäfte einrühren. Ohne Deckel 4–5 Minuten auf Vollgas kochen, bis es eingedickt und sprudelnd ist, dabei jede Minute umrühren. Über das Hähnchen gießen und sofort servieren.

Dänisches Brathähnchen mit Petersilienfüllung

Wie Brathähnchen zubereiten, aber die ungekochte Hähnchenhaut mehrmals einschneiden und mit kleinen Petersilienzweigen füllen. Geben Sie 25 g/1 oz/2 EL Knoblauchbutter in die Leibeshöhle. Dann wie im Rezept vorgehen.

Huhn Simla

Eine anglo-indische Spezialität aus der Zeit des Raj.

1 Brathähnchen

15 ml/1 EL Butter

5 ml/1 TL fein gehackte Ingwerwurzel

5 ml/1 TL Knoblauchpüree (Paste)

2,5 ml/½ TL Kurkuma

2,5 ml/½ TL Paprika

5 ml/1 TL Salz

300 ml/½ Pt/1¼ Tassen Schlagsahne

Gebratene (sautierte) Zwiebelringe, selbstgemacht oder gekauft, zum Garnieren

Befolgen Sie das Rezept für Brathähnchen, einschließlich der Pfanne. Nach dem Garen den Vogel in sechs Stücke teilen und auf einem großen Teller oder in einer Schüssel heiß halten. Erhitzen Sie die Butter in einer 600-ml-Schüssel für 1 Minute auf Vollgas. Ingwer-Knoblauch-Püree dazugeben. Ohne Deckel 1½ Minuten auf Vollgas garen. Kurkuma, Paprika und Salz untermischen, dann die Sahne. Ohne Deckel 4-5 Minuten auf Vollgas erhitzen, bis die Sahne zu sprudeln beginnt, dabei mindestens viermal schlagen. Über das Hähnchen gießen und mit Zwiebelringen garnieren.

Spicy Chicken mit Kokosnuss und Koriander

Serviert 4

Ein fein gewürztes Currygericht aus dem südlichen Afrika.

8 Hühnchenportionen, insgesamt 1,25 kg

45 ml/3 EL Kokosraspeln

1 grüne Chilischote, etwa 8 cm lang, entkernt und gehackt

1 Knoblauchzehe, zerdrückt

2 Zwiebeln, gerieben

5 ml/1 TL Kurkuma

5 ml/1 TL gemahlener Ingwer

10 ml/2 TL mildes Currypulver

90 ml/6 EL grob gehackter Koriander (Koriander)

150 ml/¼ pt/2/3 Tasse Kokosmilch aus der Dose

125 g Hüttenkäse mit Schnittlauch

Salz

175 g Langkornreis, gekocht

Chutney zum Servieren

Das Huhn häuten. Rund um den Rand einer tiefen Schüssel mit 25 cm Durchmesser anrichten und die Stücke eng zusammendrücken, damit sie gut zusammenpassen. Mit Frischhaltefolie (Plastikfolie) abdecken und zweimal aufschlitzen, damit der Dampf entweichen kann. 10 Minuten auf voller Stufe garen, dabei die Schüssel zweimal wenden. Die Kokosnuss mit allen restlichen Zutaten außer dem Reis in eine Schüssel geben. Gut umrühren. Das Huhn freilegen und mit der Kokosnussmischung bestreichen. Decken Sie es wie zuvor ab und garen Sie es 10 Minuten lang auf Vollgas, wobei Sie das Gericht viermal wenden. In tiefen Tellern auf einem Reishaufen mit separat gereichtem Chutney servieren.

Würziges Kaninchen

Serviert 4

Wie Spicy Chicken with Coconut and Coriander zubereiten, aber das Chicken durch acht Kaninchenportionen ersetzen.

Würziger Truthahn

Serviert 4

Wie Spicy Chicken with Coconut and Coriander zubereiten, aber das Hähnchen durch acht 175-g-Stücke entbeintes Putenbrustfilet ersetzen.

Hühnerbredie mit Tomaten

Serviert 6

Ein südafrikanischer Eintopf mit der beliebtesten Kombination von Zutaten.

30 ml/2 EL Sonnenblumen- oder Maisöl

3 Zwiebeln, fein gehackt

1 Knoblauchzehe, fein gehackt

1 kleine grüne Chili, entkernt und gehackt

4 Tomaten, blanchiert, gehäutet und in Scheiben geschnitten

750 g Hähnchenbrust ohne Knochen, in kleine Würfel geschnitten

5 ml/1 TL dunkelbrauner Zucker

10 ml/2 TL Tomatenpüree (Paste)

7,5–10 ml/1½–2 TL Salz

Gießen Sie das Öl in eine tiefe Schüssel mit 25 cm Durchmesser. Zwiebeln, Knoblauch und Chili hinzugeben und alles gründlich untermischen. Ohne Deckel 5 Minuten garen. Die restlichen Zutaten in die Form geben und mit einem Eierbecher in der Mitte eine kleine Mulde formen, sodass die Masse einen Ring bildet. Mit Frischhaltefolie (Plastikfolie) abdecken und zweimal aufschlitzen, damit der Dampf entweichen kann. 14 Minuten auf Vollgas garen, dabei die Schüssel viermal wenden. Vor dem Servieren 5 Minuten stehen lassen.

Chinesisches rotes gekochtes Huhn

Serviert 4

Ein raffinierter chinesischer Eintopf, bei dem das Huhn eine Mahagonifarbe annimmt, wenn es in der Sauce köchelt. Mit viel gekochtem Reis essen, um die salzigen Säfte aufzunehmen.

6 chinesische getrocknete Pilze

8 große Hähnchenschenkel, insgesamt 1 kg

1 große Zwiebel, gerieben

60 ml/4 EL fein gehackter eingelegter Ingwer

75 ml/5 EL süßer Sherry

15 ml/1 EL schwarzer Sirup (Melasse)

Abgeriebene Schale von 1 Mandarine oder ähnlicher Zitrusfrucht mit lockerer Schale

50 ml Sojasauce

Die Pilze 30 Minuten in heißem Wasser einweichen. Abtropfen lassen und in Streifen schneiden. Die fleischigen Teile der Unterkeulen aufschneiden und rund um den Rand einer tiefen Schüssel mit 25 cm Durchmesser anordnen, wobei die knochigen Enden zur Mitte zeigen. Mit Frischhaltefolie (Plastikfolie) abdecken und zweimal aufschlitzen, damit der Dampf entweichen kann. 12 Minuten auf voller Stufe garen, dabei die Schüssel dreimal wenden. Mischen Sie die restlichen Zutaten, einschließlich der Pilze, und löffeln Sie sie über das Huhn. Decken Sie es wie zuvor ab und garen Sie es 14 Minuten lang auf Vollgas. Vor dem Servieren 5 Minuten stehen lassen.

Aristokratische Chicken Wings

Serviert 4

Ein jahrhundertealtes chinesisches Rezept, das von der Elite bevorzugt und mit Eiernudeln gegessen wird.

8 chinesische getrocknete Pilze

6 Frühlingszwiebeln (Frühlingszwiebeln), grob gehackt

15 ml/1 EL Erdnussöl (Erdnussöl).

900 g Hähnchenflügel

225 g/8 oz geschnittene Bambussprossen aus der Dose

30 ml/2 EL Speisestärke (Maisstärke)

45 ml/3 EL chinesischer Reiswein oder halbtrockener Sherry

60 ml/4 EL Sojasauce

10 ml/2 TL fein gehackte frische Ingwerwurzel

Die Pilze 30 Minuten in heißem Wasser einweichen. Abtropfen lassen und in Viertel schneiden. Zwiebeln und Öl in eine tiefe Schüssel mit 25 cm Durchmesser geben. Ohne Deckel 3 Minuten auf Vollgas garen. Rund umrühren. Ordnen Sie die Hähnchenflügel in der Form an und lassen Sie in der Mitte eine kleine Mulde. Mit Frischhaltefolie (Plastikfolie) abdecken und zweimal aufschlitzen, damit der Dampf entweichen kann. 12 Minuten auf voller Stufe garen, dabei die Schüssel dreimal wenden. Aufdecken. Mit den Bambussprossen und der Flüssigkeit aus der Dose bestreichen und die Pilze darüber streuen. Mischen Sie die Maisstärke glatt mit dem Reiswein oder Sherry. Fügen Sie die restlichen Zutaten hinzu. Über das Huhn und das Gemüse geben. Wie zuvor zudecken und 10–12 Minuten auf Vollgas garen, bis die Flüssigkeit sprudelt. Vor dem Servieren 5 Minuten stehen lassen.

Huhn Chow Mein

Serviert 4

½ Gurke, geschält und gewürfelt

275 g/10 oz/2½ Tassen kalt gekochtes Hähnchen, in kleine Würfel geschnitten

450 g frisches Mischgemüse zum Pfannenrühren

30 ml/2 EL Sojasauce

30 ml/2 EL halbtrockener Sherry

5 ml/1 TL Sesamöl

2,5 ml/½ TL Salz

Gekochte chinesische Nudeln zum Servieren

Legen Sie die Gurke und das Hähnchen in eine 1,75-Liter-Schüssel. Alle restlichen Zutaten untermischen. Mit einem großen Teller abdecken und 10 Minuten auf Vollgas garen. Lassen Sie es 3 Minuten stehen, bevor Sie es mit chinesischen Nudeln servieren.

Hähnchen Chop Suey

Serviert 4

Wie Chicken Chow Mein zubereiten, aber die Nudeln durch gekochten Langkornreis ersetzen.

Express mariniertes chinesisches Huhn

3 dient

Authentischer Geschmack, aber schnell wie möglich. Mit Reis oder Nudeln und chinesischen Gurken essen.

6 dicke Hähnchenschenkel, insgesamt etwa 750 g

125 g/4 oz/1 Tasse Maiskörner, halb aufgetaut, falls gefroren

1 Lauch, gehackt

60 ml/4 EL gekaufte chinesische Marinade

Legen Sie das Huhn in eine tiefe Schüssel und fügen Sie die restlichen Zutaten hinzu. Gut mischen. Zugedeckt 4 Stunden kalt stellen. Aufsehen. In eine tiefe Schüssel mit 23 cm Durchmesser geben und das Hähnchen am Rand anrichten. Mit Frischhaltefolie (Plastikfolie) abdecken und zweimal aufschlitzen, damit der Dampf entweichen kann. 16 Minuten auf voller Stufe garen, dabei die Schüssel viermal wenden. Vor dem Servieren 5 Minuten stehen lassen.

Hongkong-Huhn mit gemischtem Gemüse und Sojasprossen

Für 2–3 Portionen

4 chinesische getrocknete Pilze

1 große Zwiebel, gehackt

1 Karotte, gerieben

15 ml/1 EL Erdnussöl (Erdnussöl).

2 Knoblauchzehen, zerdrückt

225 g/8 oz/2 Tassen gekochtes Hähnchen, in Streifen geschnitten

275 g Sojasprossen

15 ml/1 EL Sojasauce

1,5 ml/¼ TL Sesamöl

Eine gute Prise Cayennepfeffer

2,5 ml/½ TL Salz

Gekochter Reis oder chinesische Nudeln zum Servieren

Die Pilze 30 Minuten in heißem Wasser einweichen. Abtropfen lassen und in Streifen schneiden. Zwiebel, Karotte und Öl in eine 1,75-Liter-Schüssel geben. Ohne Deckel 3 Minuten auf Vollgas garen. Die restlichen Zutaten unterrühren. Mit Frischhaltefolie (Plastikfolie) abdecken und zweimal aufschlitzen, damit der Dampf entweichen kann. 5 Minuten auf voller Stufe garen, dabei dreimal wenden. Lassen Sie es 5 Minuten stehen, bevor Sie es mit Reis oder Nudeln servieren.

Hähnchen mit Golden Dragon Sauce

Serviert 4

4 große fleischige Hähnchenteile, je 225 g/8 oz, ohne Haut

Einfaches (Allzweck-) Mehl

1 kleine Zwiebel, gehackt

2 Knoblauchzehen, zerdrückt

30 ml/2 EL Sojasauce

30 ml/2 EL halbtrockener Sherry

30 ml/2 EL Erdnussöl (Erdnussöl).

60 ml/4 EL Zitronensaft

60 ml/4 EL heller weicher brauner Zucker

45 ml/3 EL geschmolzene und gesiebte (passierte)

Aprikosenmarmelade (Konfitüre)

5 ml/1 TL gemahlener Koriander (Koriander)

3–4 Tropfen scharfe Paprikasoße

Sojasprossensalat und chinesische Nudeln zum Servieren

Die dicken Teile der Hähnchenschenkel mit einem scharfen Messer an mehreren Stellen einschneiden, mit Mehl bestäuben und in einer tiefen Schüssel mit 25 cm Durchmesser anrichten. Die restlichen Zutaten gründlich miteinander verrühren. Über das Huhn gießen. Die Form locker mit Küchenpapier abdecken und im Kühlschrank 4–5 Stunden marinieren lassen, dabei die Braten zweimal wenden. Legen Sie die eingeschnittenen Seiten nach oben, decken Sie die Form dann mit Frischhaltefolie (Plastikfolie) ab und schlitzen Sie sie zweimal auf, damit der Dampf entweichen kann. 22 Minuten auf Vollgas garen, dabei die Schüssel viermal wenden. Auf einem Nudelbett servieren und mit Säften aus dem Gericht bestreichen.

Ingwer Chicken Wings mit Salat

Für 4–5 Personen

1 großer Römersalat, zerkleinert

2,5 cm/1 Stück Ingwerwurzel, in dünne Scheiben geschnitten

2 Knoblauchzehen, zerdrückt

15 ml/1 EL Erdnussöl (Erdnussöl).

300 ml/½ Pt/1¼ Tassen kochende Hühnerbrühe

30 ml/2 EL Speisestärke (Maisstärke)

2,5 ml/½ TL Fünf-Gewürze-Pulver

60 ml/4 EL kaltes Wasser

5 ml/1 TL Sojasauce

5 ml/1 TL Salz

1 kg Hähnchenflügel

Gekochter Reis oder chinesische Nudeln zum Servieren

Salat, Ingwer, Knoblauch und Öl in eine ziemlich große Auflaufform (Dutch Oven) geben. Mit einem Teller abdecken und 5 Minuten auf Vollgas garen. Aufdecken und die kochende Brühe hinzufügen. Mischen Sie die Maisstärke und das Fünf-Gewürze-Pulver glatt mit dem kalten Wasser. Sojasauce und Salz unterrühren. Mit den Hähnchenflügeln unter die Salatmischung mischen und vorsichtig schwenken, bis alles gut vermischt ist. Mit Frischhaltefolie (Plastikfolie) abdecken und zweimal aufschlitzen, damit der Dampf entweichen kann. 20 Minuten auf voller Stufe garen, dabei die Schüssel viermal wenden. Lassen Sie es 5 Minuten stehen, bevor Sie es mit Reis oder Nudeln servieren.

Bangkok-Kokos-Huhn

Serviert 4

Der echte Artikel, hergestellt in meiner Küche von einem jungen thailändischen Freund.

4 teilentbeinte Hähnchenbrust, je 175 g/6 oz

200 ml/7 fl oz/knapp 1 Tasse Kokoscreme

Saft von 1 Limette

30 ml/2 EL kaltes Wasser

2 Knoblauchzehen, zerdrückt

5 ml/1 TL Salz

1 Stängel Zitronengras, längs halbiert oder 6 Melissenblätter

2–6 grüne Chilis oder 1,5–2,5 ml/¼–½ TL getrocknetes rotes Chilipulver

4–5 frische Limettenblätter

20 ml/4 TL gehackter Koriander (Koriander)

175 g Langkornreis, gekocht

Ordnen Sie das Hähnchen am Rand einer tiefen Schüssel mit 20 cm Durchmesser an und lassen Sie in der Mitte eine Mulde. Mit Frischhaltefolie (Plastikfolie) abdecken und zweimal aufschlitzen, damit der Dampf entweichen kann. 6 Minuten auf voller Stufe garen, dabei die Schüssel zweimal wenden. Kokoscreme, Limettensaft und Wasser mischen, dann Knoblauch und Salz einrühren und über das Hähnchen gießen. Streuen Sie das Zitronengras oder die Melissenblätter, die Chilis nach Geschmack und die Limettenblätter darüber. Decken Sie es wie zuvor ab und garen Sie es 8 Minuten lang auf Vollgas, wobei Sie das Gericht dreimal wenden. 5 Minuten stehen lassen. Koriander aufdecken und unterrühren, dann mit dem Reis servieren.

Hühnchensatay

Für 8 Personen als Vorspeise, 4 Personen als Hauptgericht

Für die Marinade:

30 ml/2 EL Erdnussöl (Erdnussöl).

30 ml/2 EL Sojasauce

1 Knoblauchzehe, zerdrückt

900 g Hähnchenbrust ohne Knochen, gewürfelt

Für die Saté-Sauce:

10 ml/2 TL Erdnussöl

1 Zwiebel, gehackt

2 grüne Chilis, je ca. 8 cm lang, entkernt und fein gehackt

2 Knoblauchzehen, zerdrückt

150 ml/¼ pt/2/3 Tasse kochendes Wasser

60 ml/4 EL knusprige Erdnussbutter

10 ml/2 TL Weinessig

2,5 ml/½ TL Salz

175 g Langkornreis, gekocht (optional)

Für die Marinade das Öl, die Sojasauce und den Knoblauch in einer Rührschüssel vermischen und das Hähnchen hinzugeben und gut umrühren, um es gründlich zu bestreichen. Zugedeckt 4 Stunden im Winter, 8 im Sommer kühl stellen.

Gießen Sie für die Sauce das Öl in eine mittelgroße Schüssel oder Schüssel und fügen Sie die Zwiebel, die Chilis und den Knoblauch hinzu. Vor dem Fertigstellen der Sauce die Hähnchenwürfel auf acht eingeölte Spieße stecken. Wie die Speichen eines Rades zu viert auf einem großen Teller anrichten. Ohne Deckel 5 Minuten auf Vollgas garen, dabei einmal umdrehen. Wiederholen Sie dies mit den restlichen vier Spießen. Heiß bleiben. Zum Schluss die Schüssel mit Frischhaltefolie (Plastikfolie) abdecken und zweimal aufschlitzen, damit der Dampf entweichen kann. 2 Minuten auf Vollgas garen. Kochendes Wasser, Erdnussbutter, Essig und Salz einrühren. Ohne Deckel 3 Minuten garen, dabei einmal umrühren. 30 Sekunden stehen lassen und zusammen mit dem Reis als Hauptgericht servieren.

Erdnuss-Huhn

Serviert 4

4 entbeinte Hähnchenbrust, je 175 g/6 oz

125 g glatte Erdnussbutter

2,5 ml/½ TL gemahlener Ingwer

2,5 ml/½ TL Knoblauchsalz

10 ml/2 TL mildes Currypulver

Chinesische Hoisin-Sauce

Gekochte chinesische Nudeln zum Servieren

Ordnen Sie das Hähnchen am Rand einer tiefen Schüssel mit 23 cm Durchmesser an und lassen Sie in der Mitte eine Mulde. Erdnussbutter, Ingwer, Knoblauchsalz und Currypulver in eine kleine Schüssel geben und ohne Deckel 1 Minute auf Vollgas erhitzen. Gleichmäßig über dem Hähnchen verteilen, dann leicht mit Hoisinsauce bestreichen. Mit

Frischhaltefolie (Plastikfolie) abdecken und zweimal aufschlitzen, damit der Dampf entweichen kann. 16 Minuten auf voller Stufe garen, dabei die Schüssel viermal wenden. Lassen Sie es 5 Minuten stehen, bevor Sie es mit chinesischen Nudeln servieren.

Indisches Hähnchen mit Joghurt

Serviert 4

Ein unkompliziertes Curry, schnell zubereitet. Es ist fettarm und daher für Schlankere zu empfehlen, vielleicht mit einer Beilage Blumenkohl und einer oder zwei Scheiben kernigem Brot.

750 g Hähnchenschenkel ohne Haut

150 ml/¼ Pt/2/3 Tasse Naturjoghurt

15 ml/1 EL Milch

5 ml/1 TL Garam Masala

1,5 ml/¼ TL Kurkuma

5 ml/1 TL gemahlener Ingwer

5 ml/1 TL gemahlener Koriander (Koriander)

5 ml/1 TL gemahlener Kreuzkümmel

15 ml/1 EL Mais- oder Sonnenblumenöl

45 ml/3 EL heißes Wasser

60 ml/4 EL grob gehackter Koriander zum Garnieren

Legen Sie das Huhn in eine tiefe Schüssel mit 30 cm Durchmesser. Alle restlichen Zutaten verquirlen und über das Hähnchen geben. Zugedeckt im Kühlschrank 6–8 Stunden marinieren. Mit einem Teller abdecken und 5 Minuten auf Vollgas erwärmen. Rühren Sie das Huhn rund. Decken Sie die Form mit Frischhaltefolie (Plastikfolie) ab und schlitzen Sie sie zweimal auf, damit der Dampf entweichen kann. 15 Minuten auf voller Stufe garen, dabei die Schüssel viermal wenden. 5 Minuten stehen lassen. Vor dem Servieren aufdecken und mit dem gehackten Koriander bestreuen.

Japanisches Huhn mit Eiern

Serviert 4

100 ml/3½ fl oz/6½ EL heiße Hühner- oder Rinderbrühe
60 ml/4 EL halbtrockener Sherry
30 ml/2 EL Teriyaki-Sauce
15 ml/1 EL heller weicher brauner Zucker
250 g/9 oz/1¼ Tassen gekochtes Hähnchen, in Streifen geschnitten
4 große Eier, geschlagen
175 g Langkornreis, gekocht

Brühe, Sherry und Teriyaki-Sauce in eine flache Schüssel mit 18 cm Durchmesser gießen. Zucker einrühren. Mit Frischhaltefolie (Plastikfolie) abdecken und zweimal aufschlitzen, damit der Dampf entweichen kann. 5 Minuten auf Vollgas garen. Aufdecken und umrühren. Das Hähnchen untermischen und die Eier darüber gießen. Ohne Deckel 6 Minuten lang auf Vollgas garen, dabei die Schüssel dreimal wenden. Zum Servieren den Reis in vier vorgewärmte Schüsseln geben und mit der Hühner-Ei-Mischung garnieren.

Portugiesischer Hühnerauflauf

Serviert 4

25 g/1 oz/2 EL Butter oder Margarine oder 25 ml/1½ EL Olivenöl

2 Zwiebeln, geviertelt

2 Knoblauchzehen, zerdrückt

4 Hähnchenteile, insgesamt 900 g

125 g/4 oz/1 Tasse gekochter Schinken, in kleine Würfel geschnitten

3 Tomaten, blanchiert, enthäutet und gehackt

150 ml/¼ pt/2/3 Tasse trockener Weißwein

10 ml/2 TL französischer Senf

7,5–10 ml/1½–2 TL Salz

Butter, Margarine oder Öl in eine Auflaufform mit 20 cm Durchmesser (Dutch Oven) geben. Ohne Deckel 1 Minute lang auf Vollgas erhitzen. Zwiebeln und Knoblauch unterrühren. Ohne Deckel 3 Minuten auf Vollgas garen. Fügen Sie das Huhn hinzu. Mit Frischhaltefolie (Plastikfolie) abdecken und zweimal aufschlitzen, damit der Dampf entweichen kann. 14 Minuten auf voller Stufe garen, dabei die Schüssel zweimal wenden. Die restlichen Zutaten untermischen. Decken Sie es wie zuvor ab und kochen Sie es 6 Minuten lang auf Vollgas. Vor dem Servieren 5 Minuten stehen lassen.

Lightning Source UK Ltd.
Milton Keynes UK
UKHW020654251022
411061UK00015B/938